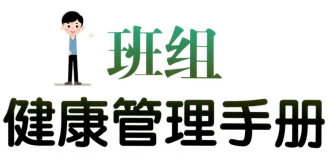

班组健康管理手册

BANZU JIANKANG GUANLI SHOUCE

《班组健康管理手册》编委会 ◎编

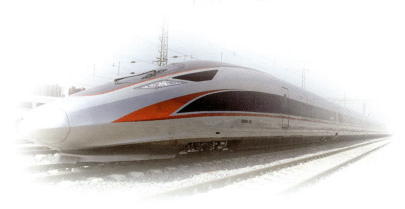

中国铁道出版社有限公司
CHINA RAILWAY PUBLISHING HOUSE CO., LTD.

北京科学技术出版社

图书在版编目（CIP）数据

班组健康管理手册 /《班组健康管理手册》编委会编. —北京：中国铁道出版社有限公司：北京科学技术出版社，2019.12（2025.3 重印）

ISBN 978-7-113-26525-0

Ⅰ.①班… Ⅱ.①班… Ⅲ.①铁路员工—保健—手册 Ⅳ.① R161-62

中国版本图书馆 CIP 数据核字（2019）第 287340 号

书　　名	：班组健康管理手册
作　　者	：《班组健康管理手册》编委会

责任编辑	郑媛媛　刘瑞敏　王　藏	电话：	（010）51873179
装帧设计	闰江文化		
责任印制	赵星辰		

出版发行：中国铁道出版社有限公司（100054，北京市西城区右安门西街 8 号）
　　　　　北京科学技术出版社（100035，北京西直门南大街 16 号）

印　　刷：中煤（北京）印务有限公司

版　　次：2019 年 12 月第 1 版　2025 年 3 月第 5 次印刷

开　　本：880 mm×1 230 mm　1/32　印张：4　字数：58 千

书　　号：ISBN 978-7-113-26525-0

定　　价：28.00 元

版权所有　侵权必究

凡购买铁道版图书，如有印制质量问题，请与本社读者服务部联系调换。

联系电话：（010）51873174，打击盗版举报电话：（010）63549461

《班组健康管理手册》编委会

- 总策划：朱春霞
- 总　编：曾　光
- 副总编：刘　军
- 主　编：杨　劼
- 副主编：吴桂宇　李春生　虞海燕
- 总编审：伍世平

强化一个**观念**：
每个人都是自己健康的第一责任人。

增强一个**意识**：
无病早防，有病早治。

围绕一个**主题**：
共建共享，全民健康。

践行一个**理念**：
快乐工作，健康生活。

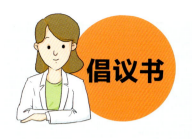

倡议书

矫正不良习惯 争做健康达人

广大干部职工：

健康是人的基本权利，是个人、家庭幸福快乐的基础，是企业的生产力，是国家文明的标志，是社会和谐的象征！健康虽不是一切，但没有健康就没有一切！

调查表明，与膳食结构不合理、缺乏运动、酗酒、吸烟、生活不规律、心理不平衡等不良生活方式密切相关的高血压、高血脂、高血糖、肥胖、冠心病、脑卒中、癌症等，已成为人类健康的"杀手"。每个人都是自己健康的第一责任人，最好的医生是自己，健康的"金钥匙"掌握在每个人自己的手中。追求健康、珍惜健康、选择健康，是我们每个人的责任。因此，为提高干部职工的健康水平，集团公司向全体干部职工发出"矫正不良习惯，争做健康达人"八项倡议。

♥ 一、追求健康

围绕"快乐工作，健康生活"这一主题，将"我行动、我健康、我快乐"作为行动准则，珍爱生命、无病早防、有病早治，人人参与行动，人人身心健康。

二、管住嘴

膳食品种应多样化,饮食宜清淡(低盐、低脂、低糖),不暴饮暴食;少吃宵夜,少吃快餐食品,少饮含糖饮料;早吃好、午吃饱、晚吃少,保持正常体重。

三、迈开腿

积极参加各种体育锻炼,每周坚持有氧运动3～5次,每次至少半小时;提倡健步走、健身操(舞)、太极拳(剑)、骑行、跳绳、踢毽子等简便易行的健身活动。每个人至少选择一项适合自身的健身项目,并能持之以恒地坚持。

四、会休息

依据每个人的工作性质与特点,订立科学的作息时间,并严格遵守,坚持有规律的生活。养成良好的睡眠习惯,不因娱乐影响休息,保证睡眠充足,培养健康的兴趣爱好,动静结合、放松身心、劳逸足眠。

五、常快乐

不攀比、不抱怨、不偏激,培养自尊、自信、自强、自立的心理品质;处事平静、心态平和、生活平淡,提升自我情绪调适能力;知足常乐、笑口常开、乐观向上,保持阳光心态。

六、弃陋习

不酗酒、不网游、不嚼槟榔,不做"手机控";严格管控人身安全风险,严格遵守禁酒令及限酒规定,严格遵守不在公共场所吸烟的规定,逐步戒烟,不敬烟。

七、绝恶习

杜绝酒驾,严格遵守交通规则;拒绝毒品、赌博,严禁不良的性行为,洁身自好。

八、树立新形象

自觉遵守社会文明公约,讲文明、讲礼貌、讲卫生;举止端庄、行为规范、精神饱满;互相提醒、互相帮助、互相关心;自觉反对、抵制不科学和伪科学信息,树立铁路人健康文明新形象。

健康是一种选择,更是一种责任。让我们大家一起积极响应倡议,从现在做起,从自身做起,矫正不良习惯,摒弃陋习、戒除恶习,自觉践行健康的生活方式。愿人人拥有健全的人格、健康的心态、健壮的体魄,快乐工作、健康生活,争做健康达人。

集团公司健康办
2019 年 10 月

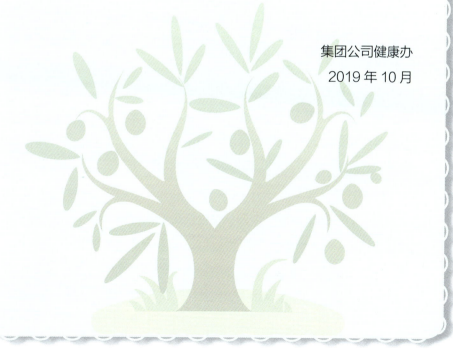

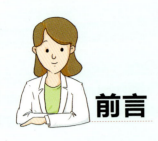

前言

　　人民健康是国家富强、民族振兴的重要标志，也是全国各族人民的共同愿望。习近平总书记强调，没有全民健康，就没有全面小康。要把人民健康放在优先发展的战略地位，加快推进健康中国建设，为实现"两个一百年"奋斗目标、实现中华民族伟大复兴的中国梦打下坚实健康基础。《"健康中国2030"规划纲要》将建设健康中国提升为国家战略，强力推进"共建共享、全民健康"。

　　企业是国民经济的重要支柱，是推动国家、经济社会发展的主要力量，建设健康企业是健康中国建设的重要内容。交通强国，铁路先行。中国国家铁路集团有限公司先后出台了《关于实施职工健康行动计划的意见》《铁路职工健康保障体系建设推进方案》，对推进健康铁路建设进行顶层设计和制度化安排，明确了工作目标，指明了健康铁路建设的方向。

　　中国铁路武汉局集团有限公司领导关心关爱职工身心健康，围绕"快乐工作，健康生活"主题，全面优化职工健康体检，全媒体开展健康宣传，全覆盖组织大众化健身活动，全面普及车间健康小屋建设、班组血压检测和小药箱配置，全方位改善职工生产生活条件，深入开展健康单位、健康车间和健康班组创建活动，努力增强全局职工幸福感、获得感和健康水平。

　　班组是铁路企业的细胞与基石，是最贴近职工的基层生产管理组织。本书主要围绕"快乐工作，健康生活"这一主题，介绍了班组健康管理工作的基本要求、工作内容、方法与制度，生命体征测量、常见急症及意外伤害的现场应急处置、心肺复苏技术和主要慢性病防控方法，重点介绍一些在班组和现场可以对照实施的基本自救与互救技能。本书运用科普语言编写，没有晦涩的医学术语，没有深奥的理论阐述，内容浅显易懂、图文并茂，方法简便易行、注重操作，文字精练、简洁，较好地贴合了铁路实际，普及防病策略，提升健康素养，培育健康观念，增强健康意识，是一本科学性、普及性、实用性很强的手册。

　　健康行动，基础是知，关键是行。让我们大家一起来追求健康、学习健康、珍惜健康、享有健康，快乐工作、健康生活，争做知行合一的健康达人。

《班组健康管理手册》编委会

目录 / *contents*

第 1 章　制度规范 ……………………………… 01

第一节　班组健康管理三项要求 ……………………… 03
第二节　健康班组十项标准 …………………………… 04
第三节　班组血压分类检测、管理制度 ……………… 06
第四节　血压计日常使用管理规定 …………………… 08
第五节　班组红十字药箱管理规定 …………………… 09
第六节　铁路现场作业人员伤亡事故 20 条防控措施 …… 10

第 2 章　生命体征及血糖测量 ………………… 15

第一节　体温测量 ……………………………………… 17
第二节　脉搏测量 ……………………………………… 19
第三节　呼吸测量 ……………………………………… 21
第四节　血压测量 ……………………………………… 22
第五节　血糖测量 ……………………………………… 26

第 3 章　常见急症的现场应急处置 …………… 29

第一节　意识障碍 ……………………………………… 31
第二节　休克 …………………………………………… 32
第三节　晕厥 …………………………………………… 33
第四节　猝死 …………………………………………… 34

| 第五节 | 脑卒中 | 35 |
| 第六节 | 糖尿病急症 | 36 |

第4章 非专业人员心肺复苏 ····· 37

心脏骤停的现场急救流程 ············ 39

第5章 常见意外伤害的现场应急处置 ······ 43

第一节	外伤出血、骨折的紧急处置	45
第二节	电损伤现场救护步骤	50
第三节	毒蛇咬伤现场救治要点	51
第四节	蜱虫叮咬救治要点	52
第五节	溺水紧急救护	53
第六节	气道异物梗塞紧急处置	57
第七节	烧烫伤救治	59
第八节	鼻出血处理	62
第九节	鼓膜破裂处理	63
第十节	耳内进入异物处理	64
第十一节	咽喉进入异物处理	65
第十二节	腓肠肌痉挛处理	66
第十三节	频繁打嗝处理	67
第十四节	强力胶水粘连处理	68
第十五节	狂犬咬伤的处置	69
第十六节	中暑急救要点	70

第 6 章　慢性病的防控 ……………………………… 73

第一节　防"四病" ………………………………… 75
第二节　控"四高" ………………………………… 84
第三节　改善"六因素" …………………………… 89
第四节　劝导规范就医 …………………………… 96
第五节　矫正不良习惯 …………………………… 97

附　录 ……………………………………………… 99

一、调准生活"精度"，适应夜班生活 ………… 99
二、慢性病防治核心信息 ………………………… 101
三、高血压防治核心信息 ………………………… 102
四、糖尿病防治核心信息 ………………………… 104
五、高血脂防治核心信息 ………………………… 106
六、健康体重核心信息 …………………………… 107
七、"少盐少油、控糖限酒"核心信息 ………… 109
八、艾滋病防治核心信息 ………………………… 110
九、癌症防治核心信息 …………………………… 111
十、让阳光照耀心灵 ……………………………… 113

参考文献 …………………………………………… 114
后　记 ……………………………………………… 115

第 1 章 制度规范

第一节　班组健康管理三项要求
第二节　健康班组十项标准
第三节　班组血压分类检测、管理制度
第四节　血压计日常使用管理规定
第五节　班组红十字药箱管理规定
第六节　铁路现场作业人员伤亡事故 20 条防控措施

企业发展以**人**为本，
人的发展以**健康**为本；
健康就是生产力，
保护健康就是**保护生产力**；
管业务**必须**管健康，
管安全必须**管健康**。

班组是最贴近职工的基层生产管理组织，应当抓好职工健康的日常贴身管理。

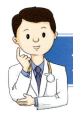

第一节 班组健康管理三项要求

1. 建制度、严执行

建立健全健康体检、日常健康宣传、定期血压检测、健身活动以及慢性病重点人员互控、他控、自控等工作制度。

2. 配设施、勤使用

选配红十字药箱、电子血压计及适宜的健身器材,培训2名合格的红十字卫生员,为职工健康提供贴身保障。

3. 抓重点、有行动

一是开展"四知四控"活动:掌握班组职工健康状况和日常生活习惯,让每名职工都知道自己的血压、血脂、血糖和体重指数,并积极防控达标。二是落实班组血压监测制度:做好高血压人员日常监测与管控。三是开展"矫正不良习惯,争做健康达人"活动。盯控重点人员,采取宣传、教育、引导、规范、矫正、惩戒等手段,矫正不良习惯,落实慢性病"互控、他控、自控"和"结对盯控"措施,严防健康意外。

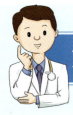

第二节 健康班组十项标准

1. 班组负责人主管健康管理工作，日常健康管理工作由专（兼）职人员负责。

2. 建立健全健康宣传、血压检测、健身活动、小药箱管理以及慢性病重点人员互控、他控、自控等工作制度，且执行情况良好。

3. 组织职工参加健康体检，职工健康体检率达到98%以上。

4. 掌握职工健康动态（生活方式、行为习惯和身心健康状况），慢性病、不良行为习惯重点人员建档率达到100%。

5. 开展"四知四控"（知道自己的血压、血脂、血糖和体重指数，并积极防控达标）活动。

6. 加强重点人员健康盯控，血压定期检测率达到90%以上，第三类重点人员（慢性病高风险人员）健康维护率达到100%，慢性病高危人员按要求调离安置率达到100%。

7. 组织多种形式（折页、宣传栏、微信群、讲座等）的健康宣传，掌握应知应会常识，职工核心健康知识知晓率达到95%。

8. 围绕"食品安全、合理膳食、营养均衡、管理规范"的要求，创建健康食堂，建立周食谱制度，做到限盐控油、营养可口、品种丰富，做到一周食谱每天不重样。

9. 开展控烟活动，职工吸烟率降至 30% 以下，并不断降低。

10. 开展"矫正不良习惯，争做健康达人"活动，落实慢性病"互控、他控、自控"和"结对盯控"措施，参加经常性健身等健康促进活动的人员达到 80% 以上，在岗因病突发死亡零发生。

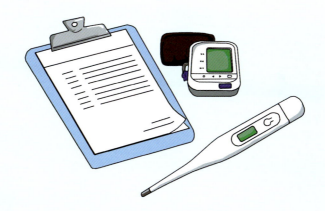

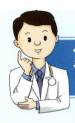

第三节 班组血压分类检测、管理制度

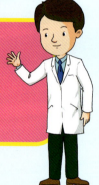

高血压是职工中的常见病、多发病，更是心源性猝死、脑卒中等心脑血管意外的主要危险因素，严重威胁职工的身体健康和生命安全。必须落实高血压防控措施，规范班组血压监测工作。

1. 普及高血压防治知识，让班组每名职工都知道自己的血压值。一级高血压：收缩压 140~159 mmHg 和（或）舒张压 90~99 mmHg；二级高血压：收缩压 160~179 mmHg 和（或）舒张压 100~109 mmHg；三级高血压：收缩压 ≥ 180 mmHg 和（或）舒张压 ≥ 110 mmHg。

2. 班组要建立高血压职工基本情况登记册，掌握班组中高血压职工的健康状况，做到重点跟踪管理。

3. 每个班组应至少配备一台电子血压计，做好职工日常血压检测并做好记录。

4. 实行班组职工血压分类管理。A类：是指血压正常的职工；B类：是指虽然血压正常，但有高血压家族史的职工；C类：是指经规范用药、血压控制较好的高血压职工；D类：是指血压高且未规范治疗的职工。

5. 班组血压分类检测制度。A类职工每季度检测一次；B类职工每月检测一次；C类职工每周检测一次；D类职工，班组必须劝导其就医，进行规范治疗，在血压控制正常前，每天上岗前必须检测血压一次，直至经规范治疗血压控制达标。

6. 对于三级高血压，且体重指数 ≥ 32 kg/m^2 者，经健康干预和规范治疗仍无改善的生产一线职工，必须将其调离一线岗位，相关指标未达标前不得返回原岗位。

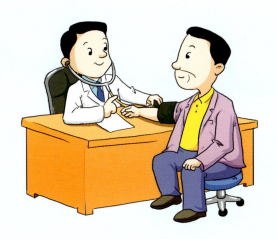

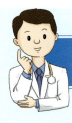

第四节 血压计日常使用管理规定

1. **定位放置。** 血压计放于易取放的位置，并定位放置，标识明显。

2. **定人保管。** 血压计由专人负责保管，管理人员应具备血压测量的基本知识和技能。可以交由班组药箱管理人员一并管理与使用。

3. **定期检查。** 血压计每周开机检查一次，保持性能良好。

4. 班组血压计不能随意外借。

5. **做好血压计的保养和维护工作。** 当血压计电量不足时，应及时充电，避免因长期充电不足导致设备故障。遇血压计故障不能正常使用时，应及时向单位健康管理员报修。

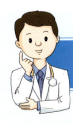

第五节 班组红十字药箱管理规定

1. **登记制度**。登记小药箱内药品及小型医疗器具的生产厂家、规格、数量、配置日期、药品有效期、经手人签字确认等。

2. **专人负责**。培训2名红十字卫生员作为小药箱兼职管理员。管理员应当掌握药品及器械的使用，并了解必要的医疗常识。

3. **药箱保管**。小药箱应上锁，钥匙由小药箱兼职管理员保管。2名小药箱管理员原则上不安排同时休假，以确保职工用药和急救所需。

4. **用药登记**。应登记职工用药情况，包括：时间、患者姓名、发病症状、用药名称、经办人签字等。

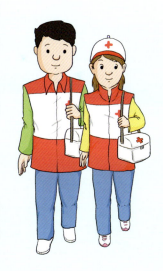

5. **定期清理**。药品和医疗器具应定期检查，及时清理过期、失效的药品、器具，并做好登记。

6. **药品补充**。药品及小型医疗器具数量若不能满足日常需求，小药箱管理员可按规定程序申领，及时进行补充。

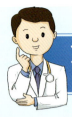

第六节 铁路现场作业人员伤亡事故 20 条防控措施

1. 接班前要充分休息，保证充足的睡眠，班前、班中禁止饮酒，凡饮酒或酒精测试不合格者，或精神状态不佳者，应立即停止其工作。

2. 按规定正确佩戴、使用劳动保护用品和安全防护用品，不准使用不合格的安全用品、工具及测试设备；作业人员当班严禁穿高、中跟鞋（规定允许的工种除外），以防扭伤。

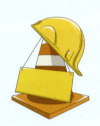

3. 严禁在钢轨上、轨枕头上、道心坐卧、站立或在车下避雨、乘凉、休息；严禁扒乘机车、车辆，以车代步。

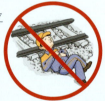

4. 除专业人员线路检查外，顺线路行走时，不准走道心和轨枕头，不准脚踏钢轨面、道岔连接杆、尖轨等，并时刻注意邻线机车、车辆的运行情况。在线路附近作业时，人体及所携带的工具（包括手持工具）、物料、设备，均不得侵入铁路建筑限界，并时刻注意邻线机车、车辆的运行情况。严禁在道心内、轨枕头上或在其他侵入铁路建筑限界范围内以及在横越铁路线路时接打手机。

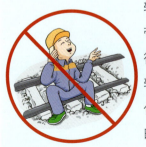

5. 必须横越铁路时，要做到"一停、二看、三通过"和"手比、眼看、口呼"，注意机车、车辆动态及脚下有无障碍物，严禁来车时抢越。站内或作业区域内设有天桥、地下通道时，应从天桥或地下通道通过线路。

6. 必须绕行停留机车、车辆时，要确认机车、车辆暂不移动后，在距机车、车辆5m以外处通过，并注意邻线来车，严禁在运行中或即将运行的机车、车辆前方抢越线路。需横越停留列车、车列时，必须确认列车、车列暂不移动后，从车门处、通过台、车钩上越过，并防止提开车钩，注意邻线来车，严禁钻车。

7. 在电气化区段作业时，必须严格执行《电气化铁路有关人员电气安全规则》。除专业人员按规定作业外，任何人及所携带的物件（包括长杆、导线等）与接触网设备的带电部分必须保持2m以上距离，与回流线、架空地线、保护线保持1m以上距离；距离不足时，必须严格执行停电、验电、接地作业规范。在接触网未停电、验电、接地的情况下，严禁攀登动车组、机车、车辆顶部或站立在货物上进行检查、检修等作业。电气化区段作业人员必须正确佩戴、使用合格的绝缘防护用品（具）。

8. 如遇大雾、大雨（雪）、雷电密集、扬沙及大风等恶劣天气，视觉、听觉受限时，应停止露天的上道、登高等作业。因抢险、抢修等必须进行上述作业时，必须按应急预案及管控措施，加强作业现场防护。

9. 操作隔离开关时，必须严格执行操作规程，按规定使用安全防护用品，雷雨天气及雷电来临或隔离开关故障时不得操作。

10. 新工、新岗、新职人员必须经过三级安全教育。劳动安全考试合格后，方可上岗。上岗前应确定师傅，签订师徒合同后方可在师傅监护下跟班作业。跟班作业期间严禁师徒分离和单独作业，经鉴定合格后方可单独从事生产作业。

11. 严格遵守操作规程和安全规章制度，不得简化作业过程。操作起重机械设备必须严格执行"十不吊""五不叉"的规定。起重作业时，从业人员必须戴安全帽，严禁站立在货物、吊臂下方或不易避让的死角处。起重机司机必须听从一人指挥，在起吊作业时必须按规定响铃示警，严禁超重、偏重起吊。吊钩（索）具、框架使用前，必须严格检查。

12. 氧气瓶与乙炔瓶必须按规定存放，严禁混放，间隔距离不得少于5 m；氧气瓶、乙炔瓶严禁靠近火焰处或在阳光下暴晒，应距明火不得少于10 m的安全距离。

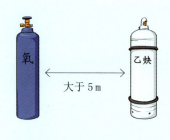

13. 电气设备的接插件、线路等，必须保持完整（好）和绝缘性能良好，使用各种手持式电动工具和移动设备作业必须采用安装有触电保护器的电源。电气设备维修人员必须持证上岗，按规定穿戴绝缘用品。

14. 进入有限空间作业必须实行审批制度。作业前按照"先通风、再检测、后作业"的原则，对有限空间内的氧浓度、易燃易爆物质（可燃性气体、爆炸性粉尘）浓度、有毒有害气体浓度进行检测。未经通风和检测合格，任何人员不得进入有限空间作业。检测的时间不得早于作业开始前 30 min。作业前、作业中、作业后严禁抽烟，使用明火和手机。作业人员必须按规定佩戴安全防护用品。

15. 机动车驾驶员要严格执行道路交通安全法律、法规和相关规定，严禁酒驾、毒驾，严禁超载、超速和疲劳驾驶，严禁驾驶具有安全隐患的机动车上道路行驶。

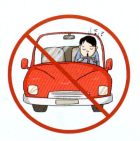

16. 在雷、雨天气尽量避免巡视变配电室外高压设备，必须巡视时，应穿绝缘靴、戴安全帽，必须与避雷针和避雷器的距离保持在 5 m 以上。露天作业遇雷雨天气时，严禁在山顶、山脊或建筑物顶部停留，严禁在铁栅栏、架空金属体及铁路轨道附近停留，严禁在孤立的大树或烟囱下停留；雷电时尽量不使用手机，严禁奔跑。

17. 露天野外作业时,春夏季节要携带蛇药、防蜂罩等,经过杂草繁茂地段时先用棍棒等工具打草驱蛇。运输蜜蜂时,上线作业人员应戴好防蜂罩,其他时间发现作业现场附近有蜂窝时,不得擅自处理,应请消防等专业部门处置,防止被蜜蜂蛰伤。

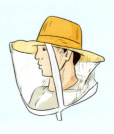

18. 露天野外作业时,进入蜱虫类主要栖息地的作业人员要认真做好个人防护,尽量减少皮肤外露,应扎紧袖口、裤腿。发现被蜱虫叮咬后,应科学处置,严禁生拉硬拽和将蜱虫挤破。

19. 对收缩压 ≥ 180 mmHg 或舒张压 ≥ 110 mmHg,且体重指数 ≥ 32 kg/m^2,经健康干预和规范治疗仍无改善者,或存在职业禁忌的,不得从事主要行车工种岗位作业。

20. 必须严格遵守人身安全"十不准"及各专业部门针对不同专业特点制定的人身安全管理规定或防范措施。

第 2 章 生命体征及血糖测量

第一节　体温测量
第二节　脉搏测量
第三节　呼吸测量
第四节　血压测量
第五节　血糖测量

舒适的体温

律动的脉搏

深情的呼吸

平稳的血压

精准的血糖

—— 时时刻刻感知您生命的温度！——

第一节 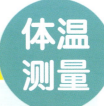体温测量

目前较常见的体温计有三种：水银体温计、电子体温计和红外线体温计。水银体温计由透明玻璃材质制成，由于其价格低廉、操作简单、精准度高而最为常用。

一、水银体温计的测量方法

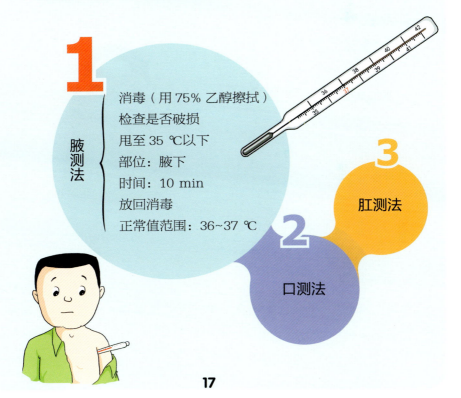

1 腋测法
消毒（用75%乙醇擦拭）
检查是否破损
甩至35 ℃以下
部位：腋下
时间：10 min
放回消毒
正常值范围：36~37 ℃

2 口测法

3 肛测法

二、影响因素

- 正常人1天体温波动＜1℃
- 清晨略低，午后略高
- 运动、激动、紧张、进食后略高
- 女性高于男性，老年人略低
- 经期前、妊娠时略高
- 高温环境下略高

三、注意事项

- 测量前半小时避免剧烈运动
- 腋下有创伤、极瘦的人不宜测腋下温度
- 沐浴后20 min再测量，腋下的汗水应擦干后再测量
- 意识不清者，应有人守着或扶着

四、体温的异常

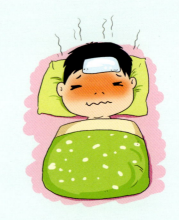

- **高温异常**

低热：37.4~38 ℃

中度发热：38~39 ℃

高热：39.1~41 ℃

超高热：41 ℃

- **低温异常**

体温＜35 ℃（休克、大出血、甲状腺功能减退、低温环境、重度营养不良等均可引起）

第二节 脉搏测量

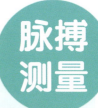

脉搏,为体表可触摸到的动脉搏动。正常脉搏次数与心跳次数相一致,节律均匀,白天稍快,夜间稍慢。正常成人脉搏为 60~100 次 /min。一般以测量桡动脉(中医俗称"切脉")最为常见。

一、测量脉搏的方法

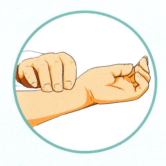

● **部位**:最常测桡动脉。

● **方法**:将右手食指、中指、无名指的指端并齐,按在被检者手腕段的桡动脉处,力度适中,以能感觉到动脉搏动为宜。

● **时间**:一般测量 30 s,再乘以 2 即得 1 min 的脉搏次数。脉搏异常时,可测量 1 min。

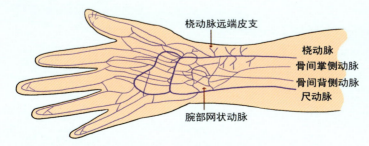

二、异常脉搏的情况

1. 脉搏增快（≥100次/min）

正常见于成人激动、紧张，进行剧烈活动时。异常见于发热、贫血、心力衰竭、心律失常、休克、甲状腺功能亢进等。

2. 脉搏减慢（≤60次/min）

正常见于重体力劳动者及运动员。异常见于颅内压升高、甲状腺功能减退等。

3. 脉搏消失（即不能触摸到脉搏）

多见于重度休克、多发性大动脉炎、闭塞性脉管炎、重度昏迷、心脏骤停等。

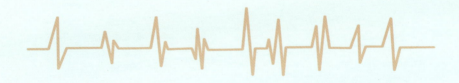

第三节 呼吸测量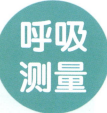

呼吸是人体与外界进行气体交换的过程。正常情况下，成人 16~20 次 /min，儿童 30~40 次 /min。呼吸次数与脉搏次数的比例为 1：4。

呼吸测量法：可观察人体胸腹部的起伏次数，一吸一呼为 1 次呼吸，数 1 min，即为呼吸次数。

危重患者的呼吸不易观察时，可用棉絮放在鼻孔处，观察吹动的次数，数 1 min 的棉絮摆动次数，即每分钟的呼吸次数。

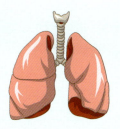

呼吸频率异常

- **呼吸增快（＞ 20 次 /min）**：正常见于激动、运动、进食后等。异常见于高热、肺炎、哮喘、心力衰竭、贫血等。体温每升高 1℃，呼吸频率增加 4 次 /min。

- **呼吸减慢（＜ 12 次 /min）**：见于颅内压升高，颅内肿瘤，麻醉剂、镇定剂使用过量，胸膜炎等。

- **深而大的呼吸**：见于严重的代谢性酸中毒、糖尿病酮症酸中毒、尿毒症时的酸中毒等。

- **浅呼吸**：见于药物使用过量、肺气肿、电解质紊乱等。

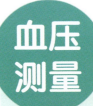

第四节 血压测量

> 推动血液在血管内流动并作用于血管壁的压力称为血压,一般指动脉血压。心室收缩时,动脉内最高的压力称为收缩压;心室舒张时,动脉内最低的压力称为舒张压。收缩压与舒张压之差为脉压。理想血压值为:收缩压 120 mmHg,舒张压 80 mmHg。

一、血压的生理性变化

> 正常人的血压有一定的波动,血压值会因年龄、性别而不同,即使是同一个人,血压每分钟都在发生不同的改变。主要表现在以下方面。

1. 同一个人的两上肢血压值可不相等,左右两侧差值可达 5~10 mmHg。

2. 血压水平随年龄增长而升高。中年以前女性血压略低于男性,中年以后差别较小。

3. 血压昼夜变化波动：一般情况下，傍晚高于清晨，夜间血压最低，清晨醒时血压可上升 20 mmHg 左右，起床活动后血压迅速升高，此时最易诱发冠心病猝死。在上午 6 时至 10 时和下午 4 时至 8 时各有一个高峰。

4. 站立时，血压略为上升；运动、寒冷环境、焦虑、兴奋、恐惧、进食时，血压均会升高。此外，吸烟、喝咖啡及饮酒等也可使血压出现一过性改变。

二、血压的测量方法：电子血压计测量法和台式血压计测量法

A. 电子血压计测量法

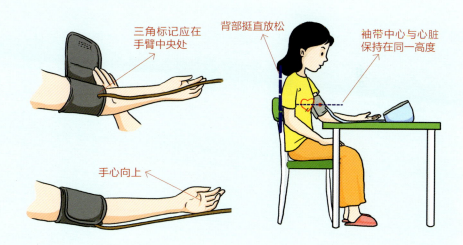

1. 将袖带有空气管的一面朝上，将袖带佩戴在上臂，佩戴时手心向上，三角标位置离肘窝 2~3 cm，调整袖带的位置，空气管的三角标朝向肘窝的中心位置。拉住袖带的尾部，紧绕在手臂上，袖带松紧程度以插入一指为宜。

2. 袖带缠紧后，手掌向上展开，袖带的中心与心脏保持在同一高度，手臂放在测量桌面上，被测者应采取坐姿，面向本机，身体与桌面保持 90°，放松心情。

3. 按【开始】键，测量开始，测量时不要移动身体，直起腰背。

4. 待液晶屏幕显示高压、低压、脉搏数值，表示测量结束，做好记录，按下【停止】键关闭。

5. 长时间不用需断开电源或取下电池。

注意事项：刚步行来的人应先平静几分钟后再进行测量；手臂颤抖的人等颤抖消失后再进行测量；穿较厚衣服时应在卷起衣袖的状态下进行测量；测量时请勿移动身体或说话。

B. 台式血压计测量法

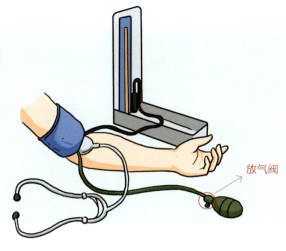

1. 静坐 15 min。
2. 将袖带缚于上臂肱动脉处。
3. 心脏—肱动脉—水银柱的零点在同一水平线上。
4. 血压计袖带下缘在肘窝以上 2~3 cm 处，不宜过紧或过松。
5. 将听诊器胸件放在肱动脉搏动处。
6. 打开水银槽开关。
7. 手握气囊，关闭气门后充气。
8. 待肱动脉搏动消失，再将水银柱升高 20~30 mmHg。
9. 放开气球阀门慢放气。
10. 听到第一个声音所对应的血压计读数值即为收缩压。
11. 继续放气，声音消失前最后一声动脉搏动音所对应的血压计读数值即为舒张压。
12. 放气—右倾—关闭开关—整理气袖，合上血压计。

血糖测量

第五节

空腹血糖正常值：3.9~6.1 mmol/L；餐后 2 小时血糖正常值：≤ 7.8 mmol/L。

一、血糖仪的结构

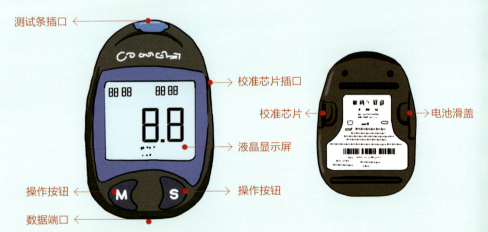

自调码的"傻瓜血糖仪"

芯片自动调码技术，插入试纸自动开关机，无需按键直接测血糖，男女老幼均可运用自如。

方便的单键设计使患者可以轻松使用，被誉为"傻瓜血糖仪"。

二、测试准备

1. 装电池（包装袋内）。

2. 装校准芯片（测试纸内）。先核对试纸与芯片编码，两者必须一致。

3. 准备血糖笔。

4. 手消毒待干（酒精）。

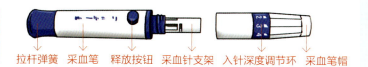

血糖笔　拉杆弹簧　采血笔　释放按钮　采血针支架　入针深度调节环　采血笔帽

三、快速血糖仪的操作方法

1. 插试纸条—自动开机—888—（编码）。白色插入，绿色向上。

2. 显示滴血符号—加血。

3. 自动测量（9 s 后显示结果）。

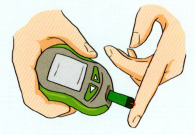

> **小贴士**

常见症状和体征

1. 面容与表情

急性病容：面色潮红、兴奋不安、口唇疱疹、表情痛苦。见于急性病，如大叶肺炎、脑膜炎等。

慢性病容：面色苍白、面容憔悴、目光暗淡。见于慢性消耗性疾病，如肝硬化、癌症后期。

苦笑面容：牙关紧闭、面肌痉挛呈苦笑状。见于癫痫、破伤风等。

病危病容：面色苍白或似铅灰色、表情淡漠、目光无神、四肢厥冷。多见于外伤、大出血、休克等。

2. 皮肤颜色

苍白：见于寒冷、惊恐、贫血、虚脱、休克等。
发红：见于饮酒、运动、发热性疾病等。
青紫：见于中毒、缺氧、呼吸道阻塞、呼吸衰竭等。
黄染：见于肝炎、胆道阻塞等。

3. 腹痛

急性腹痛：见于急性胃肠炎、胃及十二指肠穿孔、急性肠梗阻、急性阑尾炎、胆道蛔虫病、急性腹膜炎、输尿管结石等。

慢性腹痛：见于胃及十二指肠溃疡、慢性胃炎、胃癌、结肠炎、肝炎、肾（膀胱）结石、膀胱炎、痛经、慢性盆腔炎等。

第3章 常见急症的现场应急处置

第一节　意识障碍
第二节　休克
第三节　晕厥
第四节　猝死
第五节　脑卒中
第六节　糖尿病急症

常见急症，是指在日常生活或工作中经常见到且发病较急的一类疾病。如果不及时处置，往往可能导致严重后果，甚至危及生命。

**生命需要呵护！
该出手时须出手！**

第一节 意识障碍

意识障碍是日常生活中十分常见的急症,如嗜睡、昏睡、浅昏迷及昏迷。可由多种疾病及原因引起,需要紧急施救。

1. 通过大声呼喊、拍打双肩判断患者有无意识反应。要特别注意观察有无头部外伤,有无皮肤瘀点、瘀斑、潮红等异常,呼出的气体有无特殊气味。

2. 观察患者的脉搏、呼吸、体温等生命体征及气道畅通情况。保持气道通畅,如有呕吐,要将患者头部偏向一侧,避免呕吐物误吸。

3. 打开门窗,保持空气清新。

4. 拨打"120"急救电话,告知观察到的情况,迅速送往最近的医院进行抢救治疗。

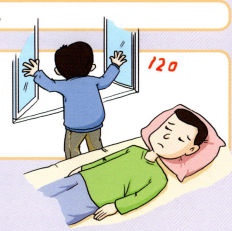

休克 第二节

急性失血、过敏、剧痛、感染、心脏疾病等都可以导致休克。主要表现出以下症状：自感头昏不适或精神紧张、过度换气；血压降低；肢体湿冷、皮肤苍白、口唇发绀，有时伴有大汗；脉搏细弱甚至摸不到；烦躁不安，易激惹或神志淡漠，嗜睡、昏迷等。严重者可导致死亡，必须及时抢救。

1. 患者应取平卧位，下肢略微抬高20°。如有呼吸困难，可将头部和上半身适当抬高，以利呼吸。

2. 保持呼吸道通畅。将患者颈部垫高，下颌抬起，头偏向一侧。

3. 体温过低者注意保暖；高热者可用温水毛巾（酒精）擦拭身体、冰敷额头等物理降温。

4. 密切观察患者的脉搏、呼吸、体温、血压等生命体征变化。

5. 对因外伤出血导致的休克，应当迅速采取创伤止血术止血。

6. 救护的同时，拨打"120"急救电话，告知情况；若离医院较近，快速送医抢救。

第三节 晕厥

晕厥,俗称晕倒、昏厥,是指突然发生短暂意识丧失的一种综合征。体位突然变化,如平卧突然坐起、蹲位突然站起、阳光下站立过久等导致晕倒最为常见。

1. 迅速让患者平卧,头部可略放低。

2. 解开衣领、腰带,保持室内空气清新,维持呼吸道通畅。

3. 如仍不好转,应拨打"120"急救电话送医救治。

4. 即使症状完全解除,也应送患者去医院检查晕厥的原因。

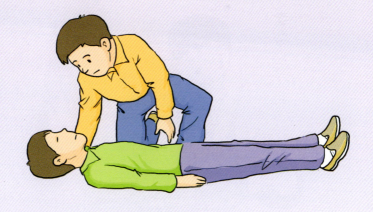

猝死 第四节

猝死，是指平常看似身体健康或病情稳定，意料之外因病突发死亡。1小时内发生的猝死，绝大多数是由心脏原因引起的。情绪过于激动、过劳、运动过量、气温剧变、打鼾等均可诱发。猝死发生突然，发展凶险，需现场紧急施救。

1. 迅速对患者的意识、呼吸、脉搏等体征进行判断。

2. 对无意识、无呼吸、无脉搏者，立即叩击心前区（俗称"胸口""心窝"）1次，紧接着进行不间断的心肺复苏。

3. 救护的同时紧急呼救，并拨打"120"急救电话，交由医护人员接续抢救。

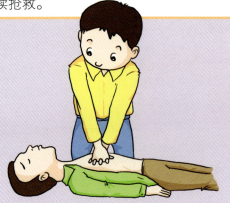

第五节 脑卒中

脑卒中，是指脑血管意外，又称中风。分为脑溢血和脑梗死（脑血栓或脑栓塞）。情绪激动、劳累、剧烈活动、暴冷等可诱发。主要表现为一侧面部、上肢或下肢无力、麻木、无知觉、偏瘫；一般呼吸较快，轻者躁动不安、意识模糊，严重者进入昏迷状态；神志清者可自述头痛、头晕，常见呕吐。起病急、病情重，致死致残率高，需现场紧急施救。

1. 患者需安静卧床，头部略抬高。

2. 对昏迷者注意保持呼吸道通畅，头可偏向一侧。

3. 迅速拨打"120"急救电话，密切关注生命体征变化。

4. 患者咽部可能麻痹，应禁止饮水、进食。

5. 离医院近者，可用担架平稳转运，切勿抱、拖、背、扛，尽量减少震动、颠簸，迅速送医救治。

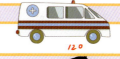

第六节 糖尿病急症

糖尿病急症，主要是指糖尿病患者出现昏迷。主要原因：一是由于不治疗、用药不足或同时患有其他疾病，而引起的高血糖昏迷；二是由于降血糖药使用过量，导致体内血糖急剧降低引发低血糖昏迷。糖尿病急症起病相对缓慢，起先表现为烦渴多饮、多尿、恶心厌食、疲倦乏力、头痛嗜睡，逐渐发展为定向障碍、幻觉、脑神经损害症状如癫痫发作等，最后导致昏迷。

1. 安静卧位，头侧向一边，保持气道通畅。

2. 如有条件，立即检测血糖，以帮助医生确定病情及治疗方向。判断困难时，不要擅自采取措施。

3. 迅速拨打"120"急救电话，送医抢救。等待过程中，密切观察病情的发展，一旦发现患者出现呼吸停止的情况，可立即进行人工呼吸。

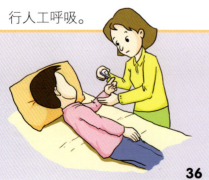
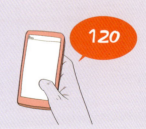

第 4 章 非专业人员心肺复苏

时间就是生命
心脏骤停的严重后果以秒计算

❶ 5~10 s——意识丧失,突然倒地。
❷ 30 s——可出现全身抽搐。
❸ 60 s——瞳孔散大,自主呼吸逐渐停止。
❹ 3 min——开始出现脑水肿。
❺ 4 min——开始出现脑细胞死亡。
❻ 8 min——"脑死亡""植物状态"。

心肺复苏术简略图

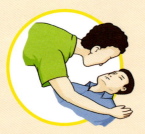

1. 评估意识
拍双肩、唤双耳、搭颈动脉，10 s 内完成

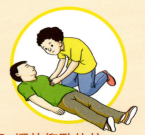

2. 摆放仰卧体位

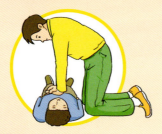

3. 胸外按压 30 次
位置： 胸窝
姿势： 肩、肘、腕关节垂直成直线（不打弯），双手掌重叠（双手指交叉曲起），掌根用力
力度： 按压下去至少 5 cm
频率： > 100 次 /min

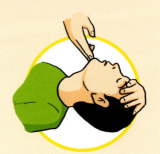

4. 畅通呼吸道
仰额抬颏法

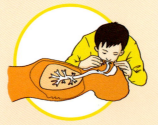

5. 人工呼吸
进行口对口人工呼吸：吹气 2 次。捏鼻、口包口、吹气

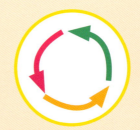

6. 重复第 3~5 步

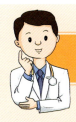

心脏骤停的现场急救流程

一、判断

对于突然倒地、不省人事者,目击者首先应拍打患者双肩,并大声呼叫患者,同时观察患者是否有呼吸或存在不正常的呼吸,如果没有反应、没有呼吸,颈动脉搏动消失,即可判断患者为心脏骤停,在周边环境安全的情况下,应紧急施救。

二、呼救

大声呼喊周边人员(会急救者更佳)协助施救。

三、打电话

拨打"120"急救电话。

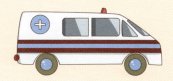

四、心肺复苏

立即进行胸外心脏按压和人工呼吸。只要有一线希望,就要持之以恒地进行,直到"120"救护车或医护人员到来。基本步骤如下。

1. **复苏准备**:迅速将患者置于安全场所地上或硬板上,取仰卧位,头、颈、躯干呈直线,两臂置于身旁。救助者双膝跪于患者一侧,解开患者衣领、皮带、领带、纽扣。

2. **心脏按压**：救助者一只手掌置于患者胸骨中下段 1/3（男性为两侧乳头连线中点）处，手掌根部始终紧贴胸骨，另一只手掌重叠其上（双手手指交叉曲起），双臂绷直（与胸部垂直），腰部挺直，用上半身重量垂直往下压（杠杆），按压后迅速放松让胸壁回弹（胸泵），按压深度为 5~6 cm，按压频率为＞100 次/min（大声数数），按压与放松的时间比为 1∶1，连续按压 30 次。

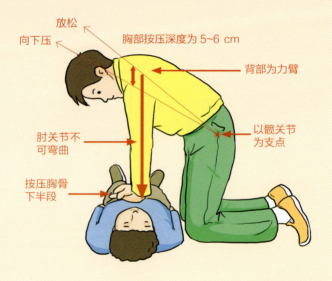

3. **开放气道**：将患者头部偏向一侧，清除口腔内异物及呕吐物，取出假牙，采用仰额抬颏法，打开气道。

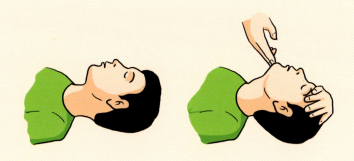

4. **人工呼吸**：口张开，捏鼻翼；平静吸气，口包口密闭缓慢吹气（可见胸廓抬起），连续吹气 2 次。

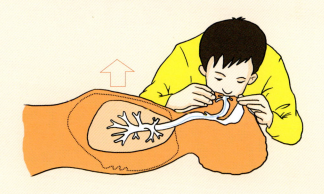

5. **按吹比例**：心脏按压与人工呼吸比率为 30∶2，即连续按压 30 次吹气 2 次为一组，循环往复，直至呼吸心跳恢复或"120"救护车到来。

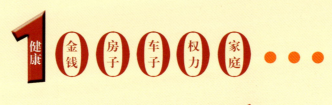

1健康 金钱 房子 车子 权力 家庭 ···

千万不要让1倒下

第 5 章 常见意外伤害的现场应急处置

第一节　外伤出血、骨折的紧急处置
第二节　电损伤现场救护步骤
第三节　毒蛇咬伤现场救治要点
第四节　蜱虫叮咬救治要点
第五节　溺水紧急救护
第六节　气道异物梗塞紧急处置
第七节　烧烫伤救治
第八节　鼻出血处理
第九节　鼓膜破裂处理
第十节　耳内进入异物处理
第十一节　咽喉进入异物处理
第十二节　腓肠肌痉挛处理
第十三节　频繁打嗝处理
第十四节　强力胶水粘连处理
第十五节　狂犬咬伤的处置
第十六节　中暑急救要点

意外伤害救治要点

1. 环境危险因素的评估(评估车祸、触电、着火、动物、人员、建筑物、自然环境、化学等因素)。

2. 审视自己的救助能力和手段。

3. 批量伤员救治原则

第一优先——非常严重的损伤,要及时治疗。

第二优先——严重损伤,可短暂等候。

第三优先——无严重损伤,可自行走动。

4. 意外伤害处理原则

先复苏后固定——呼吸、心跳骤停又有骨折时。

先止血后包扎——大出血又有创口时。

先重伤后轻伤——既有垂危者又有较轻的伤员时。

先救治后运送——运送途中不停止抢救措施。

急救呼救并重——遇有成批伤员多人在场时。

搬运与医护的一致性——安全到达目的地,减少痛苦、减少死亡。

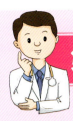

第一节 外伤出血、骨折的紧急处置

一、加压止血图示

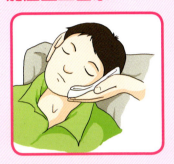

▲头部因血液供应丰富，一旦出血，常很严重，必须设法止血。撞击所致的外伤，在出血的同时，常伴有颅骨骨折，故不宜加压止血，只可在伤口上盖上纱布，帮助止血。

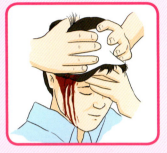

▲若属戳伤或割擦伤，估计不会发生骨折，可以在伤口上垫上干净手帕、纸巾或纱布等，同时按压15 min以止血。

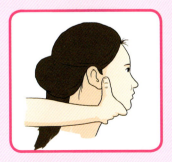

▲耳前动脉压迫止血
（适用于头顶前部出血）

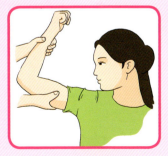

▲肱动脉压迫止血
（适用于手、前臂及上臂下部出血）

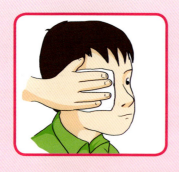 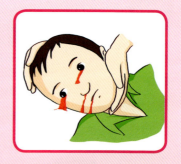

▲眼部外伤后,初期有青紫,提示眼周围出血。由于眼部血管丰富,故需长时间压迫止血,或送往医院诊治。

▲口、鼻、眼、耳内流血者,提示颅内出血,试图在外部止血是徒劳的,当务之急是让患者头侧向出血一面,迅速送往能进行颅脑外科手术的大医院抢救。

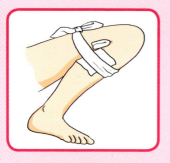 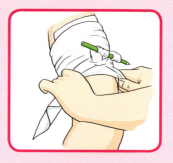

▲加垫曲肢止血法　　　　▲止血带式止血法

止血带包扎注意事项。①部位正确:包扎伤口近心端,上臂上1/3处、大腿上1/2处。前臂和小腿不宜扎止血带。②必须有衬垫,禁用电线、铁丝。③松紧要适宜。④标记时间:每40 min松开1次,每次3~5 min,包扎最长时间不超过4 h。

二、包扎固定图示

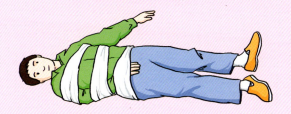

◀受伤的肢体应适当加以止血、固定,上肢可与胸廓固定在一起,下肢可与另一条腿包在一起。

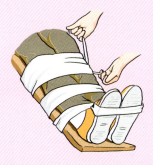

▲如下肢骨折,把患肢与健侧肢体绑在一起,不要试图拉直患肢。

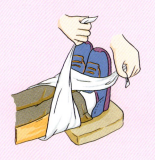

▲如踝部骨折,可用硬纸板或树枝等垫在两旁,然后加以绑扎固定。

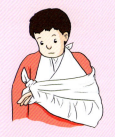

▲如上肢骨折,用三角巾等把患肢垂挂在健侧肩上加以固定,避免摇晃。

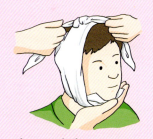

▲有下颌骨骨折、脱臼、说话困难、流涎严重者,用头巾或毛巾等包扎抬起下巴。

严重外伤救治注意事项： 对车祸、异物撞击、高空失足导致的严重外伤患者，需立即拨打"120"急救电话并即刻实施相应的救助措施：有大出血者应立即设法止血；呼吸停止者应进行人工呼吸；昏迷者应将其体位改成复原卧式。

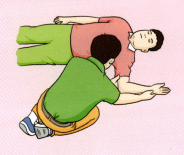

▲平放患者，一只手肘成直角弯曲，另一手臂横放胸前，手背贴于对面脸颊侧。

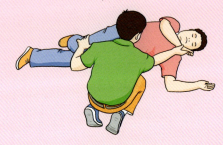

▲握着贴面的手臂，抓紧大腿外侧，抬高膝部，将患者拉向自己。

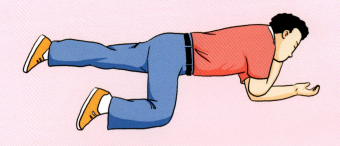

▲保持侧卧，头部后仰，屈曲大腿，防止身躯前倾，避免妨碍血液循环。

1. **颈项部严重外伤（可疑颈椎骨折）**：一般不可随意搬动患者，尤其不可移动头部，以免造成脊髓神经的更大损害。①试捏其下肢或上肢远端，观察有无触痛觉；②不可垫高伤者头部；③如呼吸停止，在不改变其体位的情况下，小心实施人工呼吸；④即使昏迷，也不宜改成复原卧式，只能以手或吸痰器等清除其口腔内阻碍物。

2. **头部严重外伤**：立即拨打"120"急救电话，送往条件较好的大型综合性医院或专科医院，避免频繁转院延误救治时机。

3. **背部严重受伤（可疑胸、腰椎骨折）**：不可随意搬动，不要强行让患者转侧或活动下肢；移动时，要托起其受伤部位平行搬动，患者只能平躺在硬板床或硬担架上。

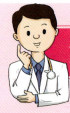

第二节 电损伤现场救护步骤

1. 安全、迅速地切断、脱离电源。

2. 伤情评估，初步处理：保持呼吸道通畅，有条件时吸氧；心跳、呼吸骤停者即刻给予心肺复苏。

3. 保护体表电灼伤创面（参见"烧烫伤救治"），转运患者。

电损伤救护注意事项：①救护人员不得采用金属和其他潮湿物品作为救护工具；②未采取绝缘措施前，救护人不得直接接触触电者的皮肤和潮湿的衣服；③在拉拽触电者脱离电源的过程中，救护人员用单手操作；④当触电者位于高位时，应采取措施预防坠地摔伤；⑤夜间发生触电事故时，应考虑切断电源后的临时照明问题，以利救护。

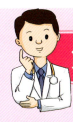

第三节 毒蛇咬伤现场救治要点

1. 保持镇静，向同伴求救，放低伤肢（低于心脏位置）。切勿惊慌、奔跑，避免加速毒液吸收和扩散。

2. 绑扎伤肢（近心端绑扎）。立即用布条、鞋带等在伤口上方（近心侧）≥10 cm 处扎紧，防止毒液扩散。绑扎时应留活结，便于解开，每 15~20 min 放松 1~2 min，避免伤肢缺血坏死。忌用胶带、铁丝等紧扎。

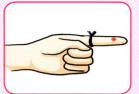

▲手指

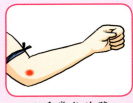

▲手掌或前臂

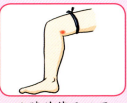

▲膝关节及以下

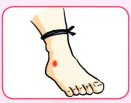

▲踝关节及以下

3. 紧急排毒处理：用干净的水用力冲洗伤口，可以从蛇牙处把伤口扩大一些，尽量将毒排出。

4. 立即口服解蛇毒的药，拨打"120"急救电话就近就医，尽早使用抗蛇毒血清，交由医生进行处置。

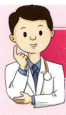

第四节 蜱虫叮咬救治要点

1. 可用酒精涂在蜱身上，使蜱头部放松或死亡，再用尖头镊子取出蜱，或用烟头、香头轻轻烫蜱露在体外的部分，使其头部自行慢慢退出。

2. 取出后，再用碘酒或酒精做局部消毒处理。

3. 观察身体状况，如出现发热、叮咬部位发炎破溃及红斑等症状，要及时就诊，诊断是否患上蜱传疾病，避免错过最佳治疗时机。

注意事项：烫蜱时要注意安全。不要生拉硬拽，以免拽伤皮肤，或将蜱的头部留在皮肤内。

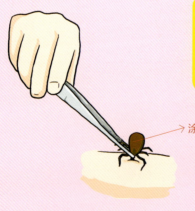

→ 涂抹酒精在蜱身

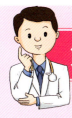

第五节 溺水紧急救护

一、水中急救

1. 高声呼救，获得帮助，拨打"120"急救电话。

2. ①迅速接近落水者，从其后面靠近（注意不要让慌乱挣扎中的落水者抓住），从后用手托住落水者的头部（也可抓住长发者的头发），两人均采用仰泳或侧泳；或拖住落水者一只脚，将其带至安全处；②在岸边或桥上看到有人落水，如果距离不是很远，可尽快找到一条结实的绳子（也可用布条、皮带等连接而成）抛给落水者，让落水者抓住绳子，将其拖到岸边。

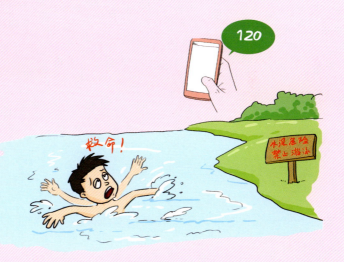

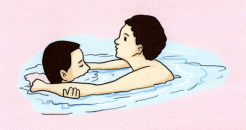

◀要尽量避免溺水者死命缠住自己

①如被溺水者从前面抱住颈部，可迅速低头沉入水中，挣开其双臂，脱身游到其够不着的地方；②如被抓住一只脚，可仰泳用另一支脚蹬踹其手臂，也可把脚深插入水中，令其自然松手；③若被溺水者从后面搂住咽喉颈项，可低下头抓住其上面一只手的肘部往上推，使自己的头从抬起的肘下钻出来；④如实在无法脱身可深吸一口气后沉入水中，溺水者此时多半自然松手。

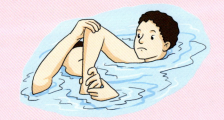

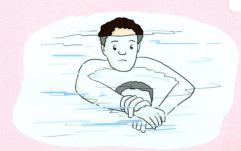

水中急救原则：非必要时切勿下水救人；非十分紧迫时切勿直接接触溺水者。

二、岸上救护

1. 将溺水者头偏向一侧，清除口、鼻腔内的泥沙、污物，将舌头拉出口外，保持呼吸道通畅。或者救护人立即取半跪姿势，将溺水者的腹部放在大腿上，使头部下垂，轻压其背部，或采用腹部冲击法，给予控水。如果控水效果不佳，不要为此而耽误时间，应在稍加控水后立即进行心肺复苏。

2. 如遇呼吸停止、意识不清者，迅速打开其气道，口对口吹气2次，胸部若无起伏，按昏迷气道梗阻的方法救治。

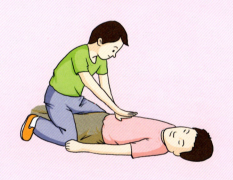

◀仰卧位腹部冲击法

救护人骑跨在溺水者两大腿外侧，一只手掌根平放于脐上二横指处，另一掌根与之重叠，两手合力，向内向上冲击5~6次，反复操作，直至异物排出。

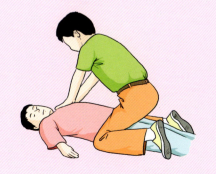

◀仰卧位胸部冲击法

适用于肥胖者及妊娠晚期女性。先进行口对口吹气2次，如果无效立即冲击胸骨中部，直至异物排出。

3. 如呼吸、心跳骤停，即刻进行心肺复苏。

4. 不要轻易放弃抢救，特别是低体温情况下，应抢救更长时间，直到专业医务人员到达现场。

5. 现场救护有效，溺水者恢复心跳、呼吸，可用干毛巾擦遍全身，自四肢、躯干向心脏方向摩擦，以促进血液循环。

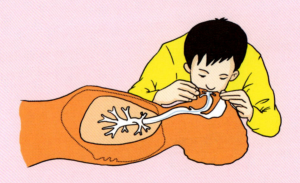

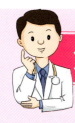

第六节 气道异物梗塞紧急处置

食物或其他物体意外落入呼吸道,如部分阻塞,可致频繁咳嗽、呼吸困难、不能发声;如完全阻塞,可致颈静脉怒张、面色发绀、肢体抽搐、呼吸停止,直至死亡。应立即采用海姆立克腹部冲击法予以救治。可分为成人急救、婴幼儿急救和自救三种。分述如下:

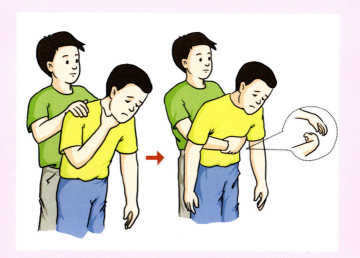

▲对成人的急救

救助者站在患者身后,用两手臂环绕其腰腹部;一只手握拳,将拳头的拇指一侧放在患者肚脐和胸廓肋骨之间的部位;用另一只手抓住拳头,双手急速向里向上重击挤压患者腹部(利用患者肺部残留气体形成外冲气流),反复实施,直至将异物冲排出为止。

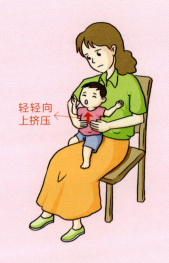

轻轻向上挤压

◀对婴幼儿的急救

①将婴幼儿面朝上置于一个坚固的平面,施救者跪或站在婴幼儿脚部;或者施救者坐在座椅上,使婴幼儿面朝外骑在自己的大腿上,固定住;②将双手的食指和中指置于婴幼儿上腹部,在肋弓之下、肚脐之上;③用手指施加快速向上的压力,但动作应轻柔;④不断重复动作,直至将异物排出。

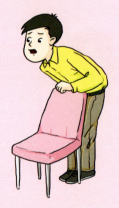

◀自救

自救时,将上腹部迅速倾压于椅背、椅角上,然后做迅猛向前倾压的动作,以造成人工咳嗽,驱出呼吸道异物。

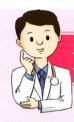

第七节 烧烫伤救治

因火、雷击或触电、烧碱、生石灰等引起的烧伤与开水、高温物体引起的烫伤,性质十分相近,在救治上同等对待。

一、烧伤面积的估算

1. 手掌法:五指并拢,手掌面积即占全身体表面积的1%。适用于小面积烧伤的评估。

2. 中国新九分法:把体表面积分成11个9%外加1个1%,合计100%。适用于大面积烧伤的评估。

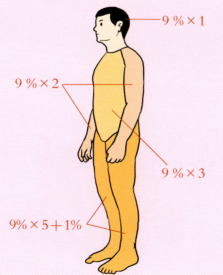

新九分法

头面部和颈项部体表面积:1个9%;

双上肢体表面积:2个9%;

胸腹部和腰背部体表面积:3个9%;

双下肢及臀部体表面积:5个9%加1%。

二、烧伤的分级（三度四分法）

1. **Ⅰ度烧伤（红斑性烧伤）**：伤及皮肤表层，轻度红肿，皮肤干燥。

2. **浅Ⅱ度烧伤（水疱性烧伤）**：伤及真皮乳头层，水疱较大，水肿明显，剧痛。

3. **深Ⅱ度烧伤**：伤及真皮深层，水疱较小，去皮后基底红白相间，感觉迟钝。

4. **Ⅲ度烧伤（焦痂性烧伤）**：皮肤全层烧伤，甚至可深及皮下、肌肉、骨等，皮肤坏死、脱水后可形成焦痂，触之如皮革，甚至已炭化，感觉消失。

三、烧伤的严重程度

1. **轻度烧伤**：总面积＜10%，深度不超过Ⅱ度。

2. **中度烧伤**：总面积占10%~30%或Ⅲ度烧伤面积＜10%。

3. **重度烧伤**：总面积＞30%或Ⅲ度烧伤面积占10%~20%。

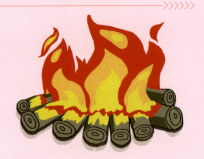

四、烧伤的现场救护

1. 迅速脱离现场。如在起火现场,首先要隔离烟雾,以湿毛巾、湿口罩捂住口鼻,放低身姿脱离现场。

2. 终止继续烧伤。冷水持续冲洗或浸泡烧伤部位(但由烧碱、生石灰等引起的化学烧伤伤口严禁接触水);小心除去烧焦衣物,注意不要加重烧伤部位创伤。

3. 保护创面。①不可刺破水疱或剥去松脱的皮肤。②Ⅱ度以内的烧伤不用包扎。对大的创面不能包扎,可用新洁尔灭或洗必泰清洗,以干净敷料或布覆盖。③浅Ⅱ度烧伤以上者严禁自行涂抹任何药物。

4. 立即送往医院治疗。

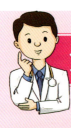

第八节　鼻出血处理

鼻出血通常由鼻腔、鼻窦或鼻咽部血管破裂所致。

1. 出血不严重时，可以冰敷鼻周部位，或以冷水冲洗鼻腔的方法，刺激鼻腔小血管及毛细血管收缩以止血。

2. 出血较严重时，用卷紧的纱布或棉条，蘸上白醋后填塞鼻腔，并以食指紧捏两侧鼻翼 5 min，可临时止血，再将患者就近送往医院治疗。

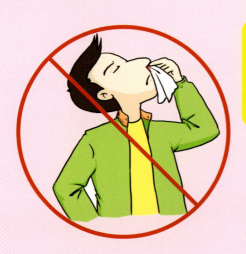

注意事项：鼻出血后，忌仰卧或头部后仰；鼻腔内形成血痂后，忌挖鼻孔或自行清除血痂，以免鼻出血复发。

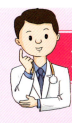

第九节 鼓膜破裂处理

鼓膜是外耳道深部的薄膜，巨大的外部气冲压力可致鼓膜破裂，造成受伤耳内突然剧痛，继发耳鸣、耳聋、恶心、呕吐、外耳道出血等症状。

1. 未经医生同意，严禁往耳内滴药或冲洗外耳道，以免污染中耳引起中耳炎。

2. 如果耳内有异物，可以用消毒棉签蘸酒精轻拭外耳道口，然后用消毒棉球堵住外耳道口。

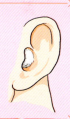

3. 注意洗脸、洗澡时不要让水进入耳道，以防感染。

4. 感觉不适，立即到医院就医。

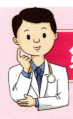

第十节 耳内进入异物处理

1. 如果是自然落入耳内的非动物性异物,可将患者耳部向下倾斜,同时将耳朵向头的后上方拉,使耳道变直,然后让患者侧头单脚蹦跳,可使异物排出。

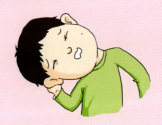

2. 如果是水等流体进入耳朵,可按上述方法蹦跳,或以棉签、卷好的吸水纸巾等轻轻探入耳中,将水分吸干。

3. 如果是活昆虫等动物性异物进入耳内,可用灯光照射利用其趋光性将其引出来,或向耳内吹香烟利用烟雾驱赶小虫爬出。也可向耳内滴入食用油粘住虫子,当耳内虫子停止挣扎时,再用温开水冲洗耳道将其冲出。

4. 以上方法若均未奏效,则及时将患者送医治疗。

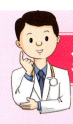

第十一节 咽喉进入异物处理

鸡骨、鱼刺是进入咽喉的常见异物。

1. 停止进食。小心吞咽一口水，感觉异物的大小及其在咽喉部所处的位置，再采取相应措施。

2. 如果异物停留在咽部未进入喉管或食管，可以通过咯咳将其咳出。

3. 可采用呕吐法，即用食指、筷子或牙刷柄等刺激咽部、舌根，引起呕吐，通过呕吐将异物带出。

4. 如上述方法无效，则到医院寻求专业医生帮助。

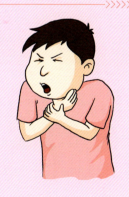

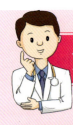

第十二节 腓肠肌痉挛处理

腓肠肌痉挛俗称"小腿抽筋"，多为剧烈运动或腿部受凉时，肌肉供血不足所致。

1. 马上停止活动，将抽筋腿部伸直，不让膝盖弯曲，将脚板往身体方向下压，两手按摩抽筋部位，要按摩到有痛感才有效。如同时热敷抽筋部位效果会更好。

2. 用指尖掐压合谷穴（俗称"虎口"，在手背拇指、食指之间的指蹼缘上）和人中穴（位于人鼻唇沟的中点），掐压 20~30 s 后，疼痛会缓解，肌肉也会松弛，有效率可达 90%。

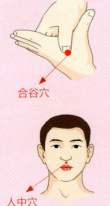

合谷穴

人中穴

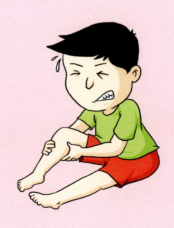

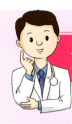

第十三节 频繁打嗝处理

打嗝是因横膈膜痉挛收缩引起的常见现象，一般会自行停止。

频繁打嗝时，可将身体弯腰至90°，大口喝下几口温水。因胃部离膈肌较近，温水可从内部温暖膈肌；弯腰时内脏会对膈肌起到按摩作用，缓解膈肌痉挛，达到止嗝目的。此外，喷嚏、拉伸舌头、干吞白砂糖也可止嗝。

若患者连续数天打嗝，且上述方法无效，需到医院进一步检查诊治胃、横膈、心脏、肝脏等相关疾患情况。

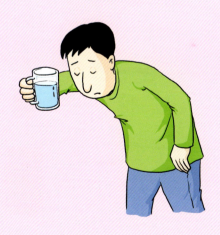

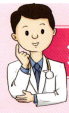

第十四节 强力胶水粘连处理

1. 小面积粘上强力胶水,用热水浸泡即可摆脱粘连。

2. 有条件时,可用绝缘油滴在强力胶水上,使其变软后搓掉。

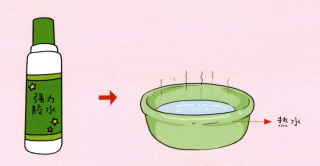

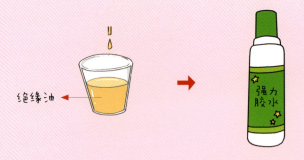

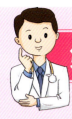

第十五节 狂犬咬伤的处置

1. 立即用肥皂水或清水彻底充分地冲洗伤口,可以挤压伤口排出带毒液的污血,但不能用嘴去吸伤口污血。

2. 伤口不可缝合或包扎。如伤及大血管必须缝合包扎,应以充分冲洗消毒、不防碍引流为前提,并做抗血清处理。

3. 必须在 24 h 内接种狂犬疫苗。

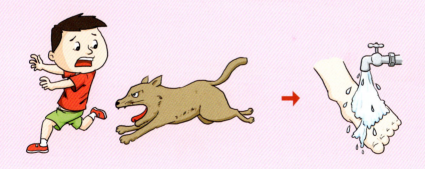

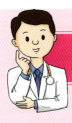

第十六节 中暑急救要点

一、中暑的症状

1. 先兆中暑：头昏、头痛、口渴、多汗、全身疲乏、心悸、注意力不集中、动作不协调，体温正常或略有升高。

2. 轻症中暑：面色潮红、大量出汗、脉搏增快，体温升高至38.5 ℃以上。

3. 重症中暑：呕吐、昏迷、惊厥、小腿肚子痉挛和疼痛、休克等。

防暑降温小知识

- 中午前后尽量减少户外活动，多喝水。
- 避免过度劳累，保证充足的休息和睡眠。
- 室内通风良好。
- 积极治疗各种原发病，增加抵抗力。减少中暑诱发的因素。
- 避免暴晒，白天出门最好打伞，戴帽子。
- 充分饮用凉白开水、饮料，并加少量盐。
- 可随身准备仁丹、十滴水、藿香正气水、清凉油等。
- 多食含钾食物，如：深色蔬菜、全麦食品、鱼、瘦肉、香蕉等。

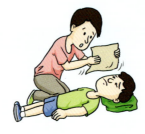

二、中暑的现场急救措施

1. 搬移：迅速将患者转移到阴凉、通风、干爽的地方，使其平卧并解开衣扣，松开或脱去衣服。

2. 降温：用冷毛巾捂住患者额头，有条件的情况下，还可以用酒精、白酒、冰水或冷水擦拭全身，然后用扇子或者电风扇吹风，以加速散热。但要注意适度，以免造成患者感冒。

3. 补水：意识清醒后饮用一些含盐的清凉饮料、绿豆汤，服用仁丹、十滴水或藿香正气水（胶囊）等解暑药品。

4. 促醒：若患者已经失去知觉，可指掐人中、合谷等穴位，促使其苏醒。若呼吸心跳停止，应立即实施心肺复苏。在施救的同时，应当立即拨打"120"急救电话求助。

5. 转送：对于重症中暑患者，必须立即就近送往医院诊治。搬运患者时，应使用担架运送，不可使患者步行。同时，在运送途中要注意采取物理降温措施，尽可能保护大脑、心肺等重要脏器。

三、中暑急救中的错误做法

1. 自行服用退烧药（如对乙酰氨基酚、阿司匹林等）：如果用退烧药来降温，身体对药物的代谢会加重身体的负担，药物的副作用更大。

2. 过度擦拭酒精：不仅会刺激皮肤，使用过量甚至可能导致酒精中毒。

3. 全身敷冰块、冰袋：过冷反而导致血管收缩而无法顺利散热。

4. 浸泡在冷水里：血管遇冷急速收缩后，可能诱发心脑血管急症。

5. 擅自涂抹感觉清凉的外用药（如万金油）：油性物质更不利于散热。

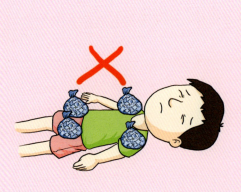
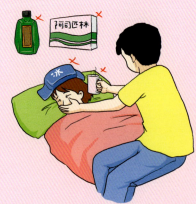

第6章 慢性病的防控

第一节　防"四病"
第二节　控"四高"
第三节　改善"六因素"
第四节　劝导规范就医
第五节　矫正不良习惯

★**防病策略**：防"四病"、控"四高"、改善"六因素"，劝导规范就医，矫正不良习惯

★**健康基石**：合理膳食、适量运动、戒烟限酒、心理平衡、劳逸足眠

★**健康生活方式"十八字"口诀：**管住嘴、迈开腿、会休息、常快乐、弃陋习、绝恶习

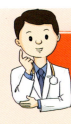

第一节 防"四病"

一、防冠心病

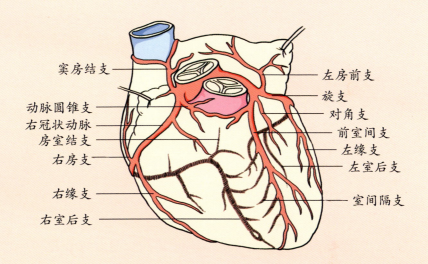

冠状动脉模式图

> 冠心病,是人体内一颗不定时"炸弹",是猝死的主要原因。

（一）出现以下信号需警惕"炸弹"发作。

1. 劳累或精神紧张时出现胸骨后或心前区闷痛，或紧缩样疼痛，并向左肩、左上臂放射，持续 3~5 min，休息后自行缓解。

2. 活动时出现胸闷、心悸、气短，休息时自行缓解。

3. 出现与运动有关的头痛、牙痛、腿痛等。

4. 饱餐、寒冷或情绪激动时出现胸痛、心悸。

5. 夜晚睡眠枕头低时，感到胸闷憋气，需要高枕卧位方感舒适；熟睡或白天平卧时突然胸痛、心悸、呼吸困难，需立即坐起或站立方能缓解。

6. 性生活或用力排便时出现心慌、胸闷、气急或胸痛不适。

7. 听到噪音便引起心慌、胸闷。

8. 反复出现有症状的心律不齐，不明原因心跳过速或过缓。

（二）冠心病患者应随身携带硝酸甘油或速效救心丸。

（三）出现症状时应保持镇静，即刻停止活动、就地休息，设法消除寒冷、情绪激动等诱因；可立即舌下含化硝酸甘油或消心痛。

（四）必要时打"120"急救电话寻求帮助，及时就医诊疗。

（五）预防措施：控血压、血脂、血糖和体重；戒烟限酒；适量运动，避免过度劳累；保持心态平和，避免情绪激动。

二、防脑卒中

出血性脑卒中

缺血性脑卒中

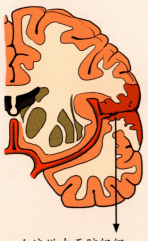

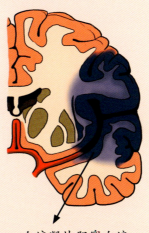

血液溢出至脑组织

血液凝块阻塞血流，引起脑组织缺血坏死

> 脑卒中俗称"中风"，是一种发病率高、死亡率高、致残率高、复发率高的常见疾病。主要分为脑梗死和脑出血，是威胁人类健康的第一"杀手"。

（一）出现以下信号需警惕"杀手"作怪。

1. 脸、手或腿部乏力或麻木，口眼向一侧歪斜。

2. 讲话或言语理解困难，口齿不清。

3. 单眼或双眼视物模糊不清。

4. 行走困难，头昏眼花，平衡或协调丧失。

5. 不明原因的严重头痛。

（二）出现症状时应保持镇静，即刻停止活动，采取平卧位，解开患者领口纽扣、领带、裤带、胸罩，如有假牙也应取出，保持呼吸道通畅。

（三）怀疑脑卒中，应打"120"急救电话，寻求帮助，必要时不要放下电话，询问并听从医生指导进行处理。

（四）预防措施：控制好血压、血脂、血糖和体重，防止血压波动过大，规范治疗心血管疾病，戒烟限酒，保持情绪稳定。

三、防糖尿病

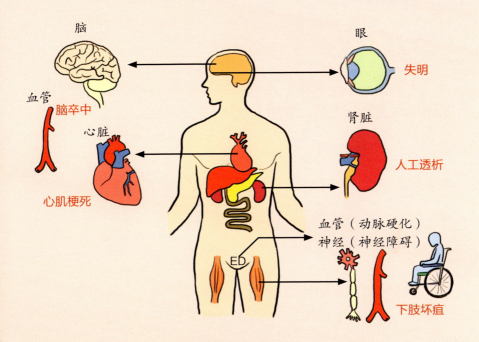

糖尿病并发症

> 糖尿病是一种对健康危害严重的疾病。血糖长期控制不佳的糖尿病患者，可伴发各种器官，尤其是眼、心、血管、肾、神经损害或器官功能不全或衰竭，导致残疾或者死亡。

（一）出现以下症状，糖尿病可能已"附体"。

经常口渴和口干，"三多一少"（多饮、多尿、多食、体重下降），疲倦和视力模糊。即便没有以上症状，只要空腹血糖大于 7 mmol/L（正常值为 6.1 mmol/L），就可以断定为"糖友"。

（二）如果有以下情况，说明患糖尿病的风险增加，您可能是糖尿病高风险人员，离加入"糖友"很近了。

● 父母或兄弟姐妹患有糖尿病。

● 患有高血压，或患心血管疾病。

● 患有高甘油三酯血症。

● 不喜欢运动，或体重超重，或年龄大于 45 岁。

（三）糖尿病患者防控措施。

1. 坚持血糖监测，养成自我监测习惯。

2. 重视饮食控制和运动治疗。控制饮食、加强体育锻炼，2~3个月血糖控制仍不满意者，应用药治疗。

3. 应在医生的指导下用药，不可自作主张，擅自用药。

4. 积极预防并发症。戒烟，每天检查双足，保持口腔清洁卫生，定期检查血压、血脂，定期健康体检。

四、防癌症

> 癌症是以细胞异常增殖及转移为特点的一种常见病、多发病。与环境因素、生活方式、遗传、免疫等因素密切相关。我国每分钟有7人被确诊为癌症。

（一）癌症的早期预警信号

 短期内体重不明原因的减轻，渐行性消瘦（排除甲状腺功能亢进、糖尿病）。

 不明原因的持续发热，尤其是低热。儿童要警惕血液系统肿瘤；成人要警惕肝癌、肾癌等肿瘤。

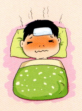

痛　长期持续加重的不明原因疼痛。如进行性加剧头痛，伴恶心、呕吐、视物不清；颈部压迫感、紧缩感疼痛，发硬，出现颜面部水肿；胸骨后灼烧感，咽东西不顺畅，疼痛；逐渐加重的局部骨痛等。

血 任何一个脏器不明原因且久治不愈的出血。如咯血、痰中带血；血尿，特别是无痛性血尿；女性绝经后阴道出血；大便带血，并伴有排便习惯、排便形状改变；不明原因的鼻出血等。

块 身体任何部位出现的无痛性、进行性增大的肿块，如皮肤、颈部、舌咽、乳房、腹部、骨骼等出现可触及的肿块，一般可大可小，可单发，可多发，皮肤颜色如常，不痛不痒；或是皮肤上原有的痣或是疣，短期内发生变化，如颜色加深或变浅、快速增大、瘙痒、渗液、破溃等，尤其是在足底、手掌或其他经常摩擦的部位。

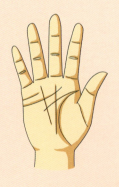
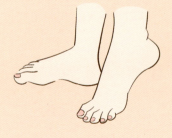

（二）预防癌症的建议

1. 改变不健康的生活方式。远离烟草，控制饮酒（不酗酒），适量运动，保持正常体重和良好情绪，避免长时间强烈阳光照射。

2. 积极预防乙肝病毒、幽门螺杆菌和人乳头状瘤病毒感染。

3. 合理膳食，严防"癌从口入"。少吃熏、腌、泡、炸食品；少吃过烫、过咸、过硬食物，限制盐的摄入；避免含糖饮料，限制高糖、低纤维、高脂肪、肉类食物尤其是加工肉制品的摄入；不食用发霉的花生米、玉米、黄豆等霉变的食物；少用辛辣调味品，如肉桂、茴香、花椒、肉蔻等；膳食品种应多样化，多吃富含膳食纤维的食物，如胡萝卜、芹菜、莴苣等。

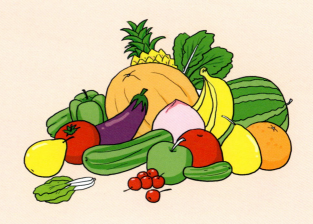

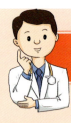

第二节 控"四高"

一、控血压

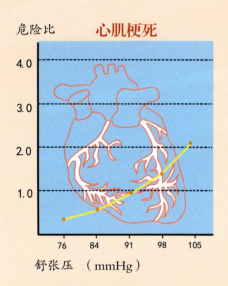

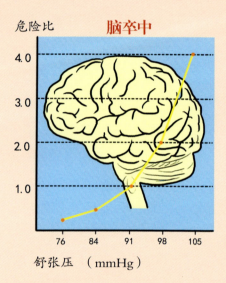

注意：血压要稳住！ 血压与脑卒中、冠心病密切相关

高血压是导致心脏病、脑血管病、肾脏病发生和死亡的最主要的危险因素。可潜在持续地伤害身体的各个器官，是人类健康的隐形"杀手"。

（一）积极控制高血压的危险因素

1. 严格控制食盐的摄入，每人每天控制在 6 g 以下。

2. 适当控制饮食，少吃肉类，多食奶类、豆类食品，多吃新鲜蔬菜与水果。

3. 坚持适量运动，加强健身，保持正常体重。

4. 戒烟限酒，调整心态，保持心情舒畅。

（二）积极控制血压

1. 坚持测血压。早期高血压通常无症状，定期监测血压，动态掌握血压水平。

2. 坚持规范用药。应在医生的指导下用药，不可擅自用药，不可擅自停药或减药。

二、控血脂

> 血脂异常,最重要、最突出的危害是引起动脉粥样硬化,是心脑血管疾病的主要危险因素。

主要检测指标

总胆固醇:正常值＜5.18 mmol/L

甘油三酯:正常值＜1.70 mmol/L

高密度脂蛋白:("好蛋白")正常值≥1.04 mmol/L

低密度脂蛋白:("坏蛋白")正常值＜3.37 mmol/L

防控措施:①少吃富含脂肪的动物性食品和高胆固醇食物,少吃油炸食品和甜食,做菜减少用油量;②增加大豆类食品和富含膳食纤维的新鲜蔬菜的摄入;③适量运动,减轻体重;④戒烟限酒;⑤高血脂患者应及时就医,遵医嘱服药降脂,并定期复查。

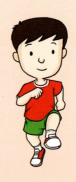

三、控血糖

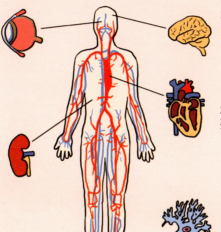

糖尿病视网膜病变
导致成人失明的主要原因

脑卒中
增大脑中风风险

增大心源性猝死风险

糖尿病肾病
导致末期肾病的主要原因

糖尿病神经病变

糖尿病不可怕，可怕的是并发症

主要并发症有以下几种。

（1）动脉并发症：主要累及脑动脉（脑梗）、冠状动脉（心梗）、肾动脉（尿毒症）。

（2）微血管并发症：主要包括肾脏病变和眼底病变。

（3）肝脏并发症：肝脏肿大、脂肪浸润。常见为脂肪肝。

（4）神经系统并发症：主要症状为全身瘙痒、手脚麻木、便秘、腰痛等。

控制血糖需要注意以下几点。

（1）合理膳食，控制每日食量，多食粗粮和蔬果。

（2）适量运动，每周中等强度运动达到 150 min 或以上；避免短时间较剧烈的运动，贵在持之以恒。

（3）保持正常体重。

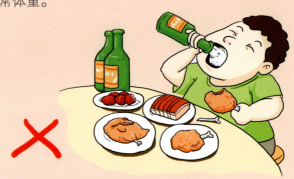

四、控制体重

"腰带越长，寿命越短"。超重和肥胖是心脑血管疾病、糖尿病等许多疾病的危险因素。

> **正常成人的体重指数为：** 18.5~23.9 kg/m^2
> 体重指数（BMI）= 体重（kg）÷ 身高（m）÷ 身高（m）

控制体重最有效的方法：管住嘴，迈开腿，控制饮食，积极运动，达到吃、动两平衡。

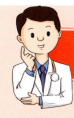

第三节 改善"六因素"

一、合理膳食

> 吃不能将就,吃大有讲究。

遵循以下原则,即可达到合理膳食。

- 食物多样,谷类为主:每天吃够 12 种食物,每周吃够 25 种食物。

- 吃动平衡,保持正常体重。

- 多吃蔬果、奶类、大豆:餐盘一半是蔬菜、水果。

- 适量吃鱼、禽、蛋、瘦肉,少吃加工肉类。

- 少盐少油,控糖限酒,饮水要足量,饮食宜清淡。

- 早吃好,午吃饱,晚吃少,不暴饮暴食,吃新鲜食物。

二、适量运动

> 运动与阳光、空气、水一样是生命和健康的源泉。

运动是良医,关键在行动。每个职工应选择至少一项适合自身的健身项目,并能持之以恒地坚持,做到健身活动常态化、生活化。

三、戒烟

> 吸烟有害健康,越早戒烟越好。

烟草烟雾中含有7000多种化学物质和化学物,其中数百种有毒,至少70种会致癌。吸烟者患癌症、心脑血管病、呼吸系统疾病等风险显著增高。

四、限酒

> 过量饮酒有害健康,节制饮酒不酗酒。

无节制饮酒,会使食欲下降,引起急慢性酒精中毒、酒精性脂肪肝(酒精肝),严重时还会导致肝硬化,增加高血压、脑卒中和某些癌症等疾病发生的风险。一天饮酒量,成年男性不宜超过25 g,成年女性不宜超过15 g。

五、心理平衡

> **欢乐就是健康，忧郁就是病魔。**

不良情绪是疾病滋生的温床，是杀人于无形的"恶魔"。应当养成乐观向上的心理品质，正确对待工作、学习和生活，学会释放压力，不断提升自我情绪调适能力，做到知足常乐、笑口常开，保持阳光心态。

（一）注重人文关怀

一是各级组织尤其是班组，应开展丰富多彩的文体活动，建立健康向上的兴趣小组，将部分职工从网游、牌桌、酒桌上拉下来，推动职工健身和业余文化活动常态化、生活化，缓解工作生活压力，释放健康向上的正能量。

二是各级组织要关心单身青年职工的婚恋问题，积极组织开展交友联谊活动，满足青年职工交友需求，有效解决单身青年职工的婚恋问题。

三是将人文关怀和心理疏导纳入职工思想政治工作重要内容，了解掌握职工的思想脉搏和心理动态，找准职工心理压力来源，关心职工生产生活，持续改善职工生产生活条件，着力解决实际困难，针对性做好一人一事的思想政治工作，促进职工的身心健康，快乐工作、健康生活。

（二）打开快乐之门

> 快乐所杀死的细菌比世界上全部灭菌剂杀死的还要多得多！

笑对人生　"笑一笑，十年少"。"不以物喜，不以己悲""生活像镜子，你笑它也笑，你哭它也哭"。笑是阳光，是和谐的音符。

快乐工作　"劳动一日，方得一夜安寝；勤劳一生，可得幸福长眠。"每个人都在社会中扮演着自己特定的角色，但不论在何种工作岗位，都应当创造性地履行好自己的岗位职责，从中获得应有的乐趣。

与人为善　人之初，性本善。善良是人类的本性，是心灵的黄金。与人为善，是心灵的修行，是心理健康的保证，可提高机体的免疫力。

亲近自然　"大自然从不辜负热爱它的人，它总是使我们从快乐走向快乐。"人们从绚丽多姿的大自然中可汲取健康、幸福、力量和欢乐。

珍视友谊　"世间最美好的东西，莫过于有几个头脑和心地都很正直的、严正的朋友。"朋友之间心灵默契和谐，可以倾诉衷肠，无论是欢乐和痛苦、忧虑和希望都一同分担或共享。让友谊充盈在胸间，这是需要倍加珍视的宝贵财富和快乐的源泉。

热爱家庭 "无论是王子,还是平民,最幸福的事莫过于有一个和睦、宁静的家庭。"家是我们疲惫不堪的身心得以休整的避风港,是心灵的城堡,工作的后院,关系着我们的理想、希望、憧憬和愿望,意味着安定、和谐、快乐和健康。千万莫让"后院起火"。

热爱学习 良书即益友,是人类心灵的维生素。学习不仅能提升自己,更能使自己快乐,慰藉我们的心灵,给予我们智慧、勇气、力量和快乐。

培养兴趣 "放弃爱好等于放弃幸福"。丰富业余文化生活,培养健康的兴趣爱好,是一种积极休息方式。可锻炼自我,充实自我,能驱散不健康的情绪,可增强生命的活力,激发对生活的热爱,"点燃"工作热情。

(三)主动调控情绪

学会驾驭情绪,不要被情绪所奴役!

【**转移注意力法**】通过改变注意焦点和环境,把注意力从引起不良情绪的事情转移到其他事情上。

【**自我暗示法**】当你意识到自己发怒时,可以反复地暗示自己"不要发怒,发怒有害无益";当你陷入忧愁时,可以暗示自己"忧愁无用,还是振作起来吧"等。

【自我激励法】通过名人名言、警句或典型人物事迹来进行自我激励，可有效地调控情绪。这是用理智调控情绪的一种方式，是一种精神动力。

【换位思考法】打破思维定势，站在别人的角度思考问题。体察别人的心态与思想，就会增加相互间的理解与沟通。

【深呼吸法】通过慢而深的呼吸方式，来消除紧张、降低兴奋水平，使人的波动情绪逐渐稳定下来。

【外在调节法】当不开心的时候，可以把自己打扮得精神一点，再到镜子面前欣赏一番，或对着自己扮鬼脸，逗笑自己，不开心的情绪自然可烟消云散。

【幽默法】幽默是精神的"消毒剂"。以乐观的心态、轻松的调侃，或者是自我解嘲来给生活带来笑声，缓解紧张的气氛或窘迫的场面。

【心理咨询法】当你尝试了许多自我调节的办法，情绪仍没有好转时，可尝试与好朋友、领导沟通思想，也可找专业心理咨询机构进行咨询。

六、劳逸足眠

> 疲劳，是人体健康状态的报警信号。
> 不会休息的人也不会工作。

睡眠是大自然的大奇迹，生命宴席上的佳肴。良好的睡眠，能消除疲劳、保护大脑、恢复体力、恢复精力、增强免疫力，更是延缓衰老、促进长寿的秘方。每个人都应根据自己的工作性质与特点，制定科学的作息时间，并严格遵守，保证充足的睡眠，学会积极休息，坚持有规律的生活，做到劳逸结合。

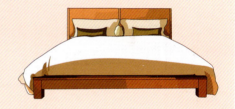

- 每天睡足 6~8 h，坚持午休半小时。

- 严格遵守睡眠时间，每日按时睡觉和起床。

- 保持卧室安静与适合的暗度，通风良好，室温适宜。

- 睡觉前去空气新鲜的地方散散步、洗洗脚。

- 睡觉前应当少吃油腻食品，不宜吃得过饱。

第四节 劝导规范就医

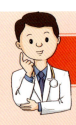

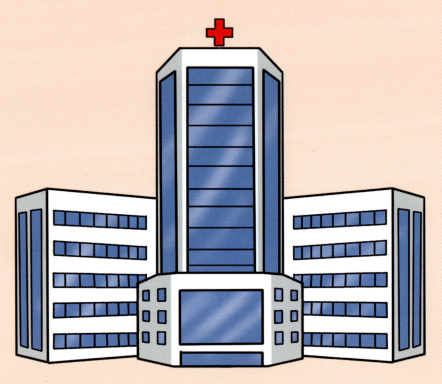

提倡无病早防、有病早治。尤其是对患有慢性病的职工，应当积极劝导其就医，进行规范诊疗，防止发生健康意外。千万不能讳疾忌医！

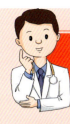

第五节 矫正不良习惯

调查表明，铁路职工慢性病的发生、发展与不良生活习惯密切相关。预防慢性病，应当从矫正不良习惯开始。

1. **管住嘴**：不暴饮暴食，少吃夜宵，少吃快餐面，少饮含糖饮料；膳食品种应多样化，饮食宜清淡，减盐、控油、少糖；早吃好、午吃饱、晚吃少，保持正常体重。

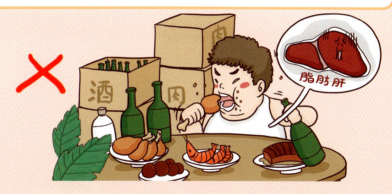

2. **迈开腿**：人人参加健身活动。每个人至少选择一项适合自身的健身项目，每周坚持有氧运动3~5次，每次至少半小时；提倡健步走、健身操（舞）等简便易行的健身活动。

3. **会休息**：不熬夜、不疯玩、不傻睡；依据个人的工作性质与特点，科学订立作息制度，并自觉遵守，坚持有规律的生活，培养健康爱好，动静结合、放松身心、劳逸足眠。

4. 常快乐：不攀比、不抱怨、不偏激，培养自尊、自信、自强、自立的心理品质；处事平静，心态平和，生活平淡，提升自我情绪调适能力；知足常乐，笑口常开，乐观向上，保持阳光心态。

5. 弃陋习：不酗酒，不网游，不嚼槟榔，不做"手机控"；严格执行人身安全管控措施，严格遵守禁酒令及限酒规定，严格遵守不在公共场所吸烟的规定，逐步戒烟、不敬烟。

6. 绝恶习：杜绝酒驾，严格遵守交通规则；拒绝毒品、赌博和性乱，洁身自好。

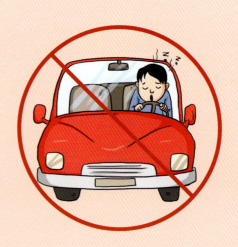

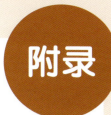

附录

一、调准生活"精度",适应夜班生活

铁路的工作性质和特点决定了许多职工需要上夜班,特别是迈入高铁时代后,对高铁动车组车辆、线路、信号、通信、供电网等设备进行检修和维护,往往需要在夜间进行,上夜班的铁路职工越来越多。如何适应夜班生活,是广大夜班职工十分关心的问题。

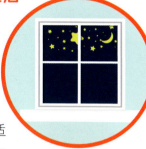

著名的生理学家巴甫洛夫指出:"对于人的机体,最重要的是节律。"适应夜班生活,最为重要的莫过于调整生活节律。夜班≠熬夜。应依据夜班或倒班工作情况,合理安排生活制度,科学订立作息时间,建立新的生活工作秩序,按时睡眠、起床、进餐、学习、运动等,日复一日,不断重复,便会在大脑皮层中形成一种新的固定秩序和条件反射,产生新的动力定型,并逐渐固化成为一种动作秩序、节奏和连续性,新的生活节律便会形成,和谐健康的夜班生活自然会青睐你。

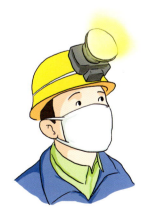

上夜班或倒班的职工，在饮食起居方面应给予必要的关注。在饮食营养上，适当增加一些营养丰富的可口饭菜，如鱼虾、瘦肉、豆制品、新鲜蔬菜，尤其是动物肝脏、胡萝卜、番茄等维生素A含量丰富的食物，可缓解夜班工作时的视觉疲劳。在休息上，要保证有充足的睡眠，创造良好的休息环境，保持居室安静、清凉，安装厚窗帘减少透光度，睡前忌喝浓茶、咖啡、酒精等兴奋大脑皮层的饮品。妥善安排好工作与睡眠之外时段的各种活动，培养健康的兴趣爱好，加强体育锻炼，多晒晒太阳，提高身体素质和身心耐力，始终保持乐观愉快的心情也十分重要。

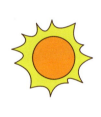
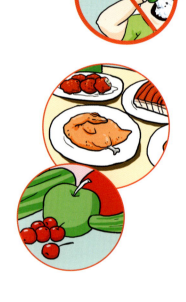
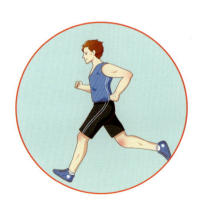

二、慢性病防治核心信息

- 心脑血管病、癌症、糖尿病和慢性呼吸系统疾病等慢性病发病广、致残致死率高,严重危害健康和生命,给个人、家庭和社会带来沉重负担。

- 慢性病受社会经济、生态环境、生活方式、遗传等多种因素影响,高血压、高血脂、高血糖、超重、肥胖、吸烟、不健康饮食、缺乏运动、过量饮酒是慢性病的重要危险因素。

- 坚持合理饮食、适量运动、戒烟限酒、心理平衡的健康生活方式可以有效预防慢性病。

- 每个成人都应知道自己的身高、体重、腰围、血压、血糖值,定期体检,尽早发现早期征兆,积极采取有效措施,降低慢性病患病风险。

- 慢性病患者应及时就诊,规范治疗,合理用药,预防并发症,提高生活质量。

- 防治心脑血管疾病的重要措施是预防和控制高血压、高血脂等危险因素,及早发现冠心病和脑卒中的早期症状,及时治疗。

● 大多数癌症是可以防治的，早发现、早诊断、早治疗是提高治疗效果、改善生活质量的重要手段。

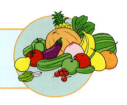

● 糖尿病的治疗不仅要血糖控制达标，还要求血脂、血压正常或接近正常，保持正常体重，坚持血糖监测。

● 避免烟草使用，减少室内外空气污染，是预防慢性呼吸系统疾病发生发展的关键。

三、高血压防治核心信息

● 高血压是最常见的心血管疾病，可能危及每一个人的健康，因此成人每年至少应测量一次血压。

● 高血压的临床症状有头晕、头痛、眼花、耳鸣、失眠、乏力等。高血压患者早期常无感觉，往往悄然起病并造成突发事件，被公认为"无声杀手"。

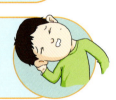

● 脑卒中、心脏病、肾功能不全等疾病是最常见的高血压并发症，致残、致死率高，危害严重。

● 超重和肥胖、高盐饮食、过量饮酒是高血压发生的主要危险因素；控制体重、限盐、限酒是防治高血压的有效措施。

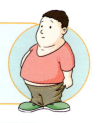

● 血压易受环境、活动、情绪及用药等多种因素影响而发生波动，因此高血压患者要经常测量血压。

● 健康的生活方式是防治高血压的基石，持之以恒将终身受益。

● 控制高血压患者血压水平，减少心、脑、肾等器官损害。

● 全面考虑各种心脑血管病的危险因素，药物与非药物疗法相结合，全面达到治疗目标。

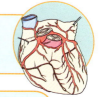

● 合理选择、长期坚持、规律服用治疗高血压药物，是持续、平稳、有效降压的基本保证。

● 人人参与，共同行动，提高高血压知晓率、治疗率和控制率。

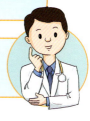

四、糖尿病防治核心信息

- 糖尿病的典型症状是"三多一少",即多饮、多尿、多食、体重减少。

- 我国糖尿病以Ⅱ型为主,占93.7%。膳食结构改变和体力活动减少导致的肥胖是Ⅱ型糖尿病的重要影响因素。

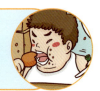

- 糖尿病患者发生心血管疾病的危险较非糖尿病人群高出2~4倍,并使心血管疾病发病年龄提前,且病变更严重。

- 糖尿病患者常伴有高血压和血脂异常。

- 糖尿病视网膜病变是导致成人失明的主要原因。

- 糖尿病肾病是造成肾衰竭的最常见原因之一。

- 糖尿病足严重者可导致截肢。

- 糖尿病的诊断必须依靠血糖测定,符合以下任何一个条件的人,可以诊断为糖尿病。①有糖尿病症状者,同时任何时间血糖≥11.1 mmol/L;②空腹

- 血糖≥7.0 mmol/L；③口服葡萄糖耐量试验2小时血糖水平≥11.1 mmol/L。

● 糖尿病高危人群：年龄≥45岁、肥胖（体重指数≥28 kg/m²）、有糖调节受损史、Ⅱ型糖尿病患者的一级亲属、有巨大儿（出生体重≥4 kg）生产史、妊娠糖尿病史、高血压（血压≥140/90 mmHg）、血脂异常〔高密度脂蛋白胆固醇（HDL-C）≤0.91 mmol/L 及甘油三酯（TG）≥2.75 mmol/L〕、心脑血管疾病患者、静坐生活方式者。

● 糖尿病高危人群应定期检查血糖，糖尿病患者应进行自我血糖监测。

● Ⅱ型糖尿病的综合治疗包括：降糖、降压、调脂、抗凝、减肥和改变不良生活习惯等措施。

● 降糖治疗包括饮食控制、合理运动、血糖监测、糖尿病自我管理教育和服用降糖药物等综合性治疗措施。血糖控制目标必须个体化。

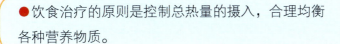

● 饮食治疗的原则是控制总热量的摄入，合理均衡各种营养物质。

- 运动可以改善血糖控制，有利于减轻体重。要因人而异，注意运动保护。

- 糖尿病的药物治疗包括口服降糖药物和注射胰岛素，在饮食和运动治疗的基础上应及时采用药物治疗。糖尿病患者应遵照医嘱服药，并定期随访病情。

五、高血脂防治核心信息

- 我国心血管病以缺血性（包括冠心病和脑血栓）为主，其病理基础是动脉粥样硬化。血脂异常是引发这些疾病的主要危险因素之一。

- 血脂包含胆固醇、甘油三酯、类脂等不同成分。其中，胆固醇包括低密度脂蛋白胆固醇（俗称"坏"胆固醇）和高密度脂蛋白胆固醇（俗称"好"胆固醇）。

- 低密度脂蛋白胆固醇升高是心肌梗死的"元凶"，脑血栓的"帮凶"。低密度脂蛋白胆固醇会在血管里形成动脉粥样硬化斑块。斑块不断增大，使动脉逐渐狭窄甚至阻塞，引起心绞痛、心肌缺血、脑梗死。这些斑块就像"不定时炸弹"，会在没有任何先兆的情况下破裂，迅速堵塞血管，引发急性心肌梗死甚至猝死。

- 治疗血脂异常是为了防治冠心病，尤其是心肌梗死和猝死，而低密度脂蛋白胆固醇与发生心肌梗死的关系最密切，因此血脂异常的首要治疗目标是将低密度脂蛋白胆固醇降低至达标。

- 重点人群（40岁以上男性、绝经女性、肥胖者、有黄色瘤、血脂异常及心脑血管病家族史者）在有条件的情况下，应每年检测一次血脂。

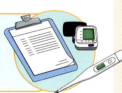

- 合理饮食和规律运动不仅是预防血脂异常的根本手段，而且是治疗血脂异常的基础。

- 他汀类药物是降低胆固醇，预防心肌梗死和脑血栓的最有效药物。

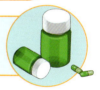

六、健康体重核心信息

- 各个年龄段人群都应该坚持天天运动、维持能量平衡、保持健康体重。体重过低和过高均易增加疾病的发生风险。

- 定期测量体重指数（BMI），维持健康体重。
  BMI（kg/m²）= 体重（kg）/ 身高^2（m²）
  18岁及以上成人 BMI ＜ 18.5 为体重过低；

18.5 ≤ BMI < 24 为体重正常；24 ≤ BMI < 28 为超重；BMI ≥ 28 为肥胖。

● 成人健康体重取决于能量摄入与能量消耗的平衡，长期摄入能量大于消耗能量，体重增加；长期消耗能量大于摄入能量，体重减轻。通过合理饮食与科学运动即可保持健康体重。

● 能量摄入适量，食物多样化。鼓励摄入以复合碳水化合物、优质蛋白质为基础的低能量、低脂肪、低糖、低盐并富含微量元素和维生素的膳食。坚持规律饮食，切忌暴饮暴食。

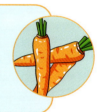

● 按照"动则有益、贵在坚持、多动更好、适度量力"的原则，选择适合自己的运动方式。

推荐每周应至少进行 5 天中等强度的身体活动，累计 150 min 以上；坚持日常身体活动，平均每天主动身体活动 6000 步；尽量减少久坐时间，每小时起来动一动，动则有益。

● 超重、肥胖者应长期坚持减重计划，速度不宜过快。

超重、肥胖者制定的减重目标不宜过高，减重速度控制在每周降低体重 0.5~1 kg，使体重逐渐降低至目标水平。减少能量摄入应以减少脂肪为主，每天膳食中的能量比原来减少约1/3。运动时间应比一般健身长，每天应累计活动30~60 min以上，每次活动时间最好不少于10 min。建议做好饮食、身体活动和体重变化的记录，以利于长期坚持。

● 提倡安全减重，运动时做好保护措施，避免受伤，充足和良好的睡眠有助于减重。

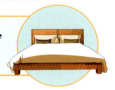

七、"少盐少油、控糖限酒"核心信息

● 培养清淡饮食习惯，少吃高盐和油炸食品。成人每人每天摄入食盐不超过6 g，食用烹调油25~30 g。

● 控制添加糖的摄入量，每人每天摄入不超过50 g，最好控制在25 g以下。

● 足量饮水，成人每天7~8杯（1500~1700ml），提倡饮用白开水和茶水；不喝或少喝含糖饮料。

● 烟草中有烟碱（尼古丁）、焦油、苯并芘等致癌物，吸烟不仅危害个人身体健康，二手烟危害更大。戒烟，不仅是对自己负责，也是对他人负责。

- 儿童、少年、孕妇、乳母不应饮酒。成人如饮酒，男性一天饮酒量不超过 25 g，女性不超过 15 g。

八、艾滋病防治核心信息

- 艾滋病是一种危害大、病死率高的严重传染病，是可以预防的。

- 艾滋病通过性接触、血液和母婴三种途径传播。与艾滋病病毒感染者或患者日常生活和工作接触不会被感染。

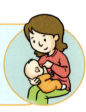

- 艾滋病主动咨询检测是及早发现感染者和患者的重要防治措施。

- 洁身自爱、遵守性道德是预防经性接触感染艾滋病和性病的根本措施。

- 正确使用质量合格的安全套（避孕套），及早治疗并治愈性病可大大减少感染和传播艾滋病、性病的危险。

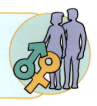

- 共用注射器静脉吸毒是感染和传播艾滋病的高危行为，要拒绝毒品，珍爱生命。

- 避免不必要的注射、输血和使用血液制品。必要时应使用经艾滋病病毒抗体检测合格的血液或血液制品，并使用一次性注射器或经严格消毒的器具。

- 对感染艾滋病病毒的孕产妇及时采取抗病毒药物干预、减少产时损伤性操作、避免母乳喂养等预防措施，可大大降低胎、婴儿被感染的可能性。

- 关心、帮助、不歧视艾滋病病毒感染者和患者，鼓励他们参与艾滋病防治工作，是控制艾滋病传播的重要措施。

- 艾滋病威胁着每一个人和每一个家庭，影响着社会的发展和稳定，预防艾滋病是全社会的责任。

九、癌症防治核心信息

- 癌症是一大类严重危害群众健康的慢性病的总称，我国每年新发癌症病例超过350万，死亡病例超过200万，防控形势严峻。

● 我国最常见的癌症包括肺癌、乳腺癌、胃癌、肝癌、结直肠癌、食管癌、子宫颈癌、甲状腺癌等。大部分癌症是人体细胞在外界因素长期作用下，基因损伤和改变长期积累的结果，是一个多因素、多阶段、复杂渐进的过程，从正常细胞发展到癌细胞通常需要十几年到几十年的时间。

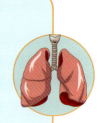

● 三分之一的癌症完全可以预防；三分之一的癌症可以通过早期发现得到根治；三分之一的癌症可以运用现有的医疗措施延长生命、减轻痛苦、改善生活质量。

● 世界卫生组织认为癌症是一种生活方式疾病，采取积极预防（如健康教育、控烟限酒、早期筛查等）、规范治疗等措施，对于降低癌症的发病和死亡具有显著效果。

● 癌症不会传染，但一些与癌症发生密切相关的细菌（如幽门螺杆菌）、病毒（如人乳头状病毒、肝炎病毒、EB病毒等）是会传染的，通过保持个人卫生和健康生活方式、接种疫苗（如肝炎病毒疫苗、人乳头状病毒疫苗）可以避免感染相关的细菌和病毒，从而预防癌症的发生。

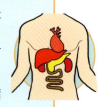

十、让阳光照耀心灵

人乃万物之灵,都有七情六欲。在健康基石中,心理平衡最为重要,也最难做到。进入快节奏的现代社会,人们在工作、学习和生活中承受的心理压力越来越大,心理健康问题已成为影响人们生活质量和身心健康的重要问题。据统计,与情绪有关的疾病已达到200多种,在所有患病人群中,70%以上都与不良情绪有关。人生不如意事十之八九,不可避免地遇到失意、困难、险境,从而产生诸如烦恼、痛苦、忧伤、压抑、愤怒、沮丧等各种消极情绪。

"佛不渡人,人自渡。"学会驾驭情绪,用积极的态度和方法调控情绪,力求做到喜不得意忘形,怒不暴跳如雷,哀不悲痛欲绝,惧不惊慌失措,尤其要克服"倒霉人"的心态,不要总是郁郁寡欢、闷闷不乐、忧心忡忡、牢骚满腹、指摘一切。试着去倾听你的内心,彻底抛弃这种不健康的心态,摒弃由此引起的烦恼、气馁、忧郁、悲观和患得患失等心理,保持乐观、豁达、快乐的生活态度,处事平静、心态平和、生活平淡,做到外诱不入、内心安定、知足常乐,才是我们身心健康的重要保证。"哲人无忧,智者常乐"就是这个道理。失之东隅,收之桑榆或未可知。杨绛在《一百岁感言》中动人心弦的一句名言——"人生最曼妙的风景,竟是内心的淡定与从容"。这宛若一缕阳光照进心里,可让我们睁开朦胧的心眼,避免人生可悲的沉沦迷误。让阳光照耀心灵,驱散心里阴霾,用阳光心态感悟幸福生活的真谛,快乐工作,健康生活。

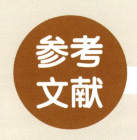

参考文献

[1] 王陇德. 健康管理师 [M]. 北京：人民卫生出版社，2017.

[2] 卫生部疾病预防控制局，中国疾病预防控制中心. 健康生活方式核心信息：第一册 [M]. 北京：人民卫生出版社，2011.

[3] 中国红十字会总会. 中国红十字会救护师资培训教材 [M]. 北京：社会科学文献出版社，2007.

[4]《铁路员工急救手册》编委会. 铁路员工急救手册 [M]. 北京：中国铁道出版社，2015.

[5]《铁路突发事故（伤病）急救手册》编委会. 铁路突发事故（伤病）急救手册 [M]. 北京：中国铁道出版社，2013.

[6] 何裕民. 实用应急应变手册 [M]. 上海：上海科技教育出版社，1997.

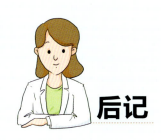

后记

  《班组健康管理手册》终于与大家见面了。本书是一本健康科普性读本，以班组人员为主要读者对象，介绍了班组、个人在现场突发急症、常见意外伤害时的应急处置要点与自救互救技能，介绍了班组健康管理主要内容和生命体征测量、常见慢性病防控方法，力求贴近班组、贴近实际、贴近个人，不求面面俱到、刨根问底，只求科学、简洁、明了、精干、实用，力求图文并茂、浅显易懂、操作性强，期望达到班组"一册在手，管理不愁"。对各级管理人员和个人的自我保健，亦有参考价值。

  本书在编撰过程中，得到了各级领导的大力支持。中国国家铁路集团有限公司劳动和卫生部伍世平处长，作为总编审，得益于他深厚的学养、修为和洞识精微。中国铁路武汉局集团有限公司董事长张千里等领导同志关心、关爱职工，高度重视职工健康管理工作，通过党委会、董事会研究，将手册编印纳入实事工程，彰显民本情怀。在编写过程中，深感将书写"厚"容易，但写"薄"很难，从提纲确定到初稿，再到提炼、压缩、精减、审核、校对，参与编写人员放弃了大量节假日等休息时间。基层单位的同志们也提出了许多宝贵的意见、建议。

尤其得到中国铁道出版社有限公司和北京科学技术出版社的强力支持，在此一并表示衷心感谢。

希望本书的出版，能为广大干部职工自救互救技能、自我健康管理水平和班组健康管理提升提供助力。倘若能受到广大职工的喜爱，我们将感到莫大欣幸。当然，由于水平有限，难免存在疏漏与不足，恳请读者不吝赐教。

编者

2019 年 12 月